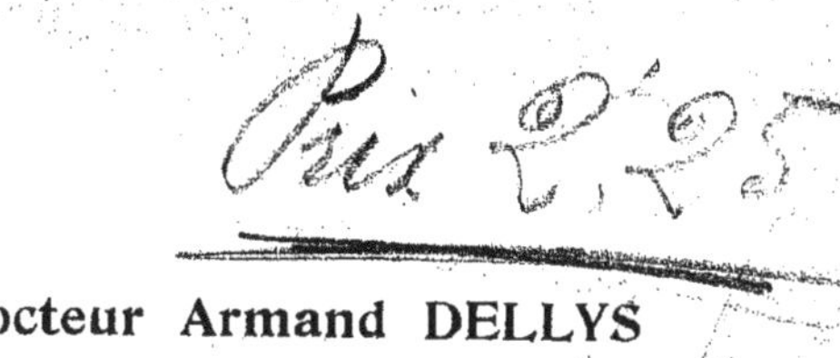

Docteur Armand DELLYS

Médecin Stagiaire au Val-de-Grâce.

Contribution à l'étude

du Paludisme

à masque typhoïde

LYON. — IMP. A. REY

CONTRIBUTION A L'ÉTUDE

DU PALUDISME

A MASQUE TYPHOÏDE

DU PALUDISME

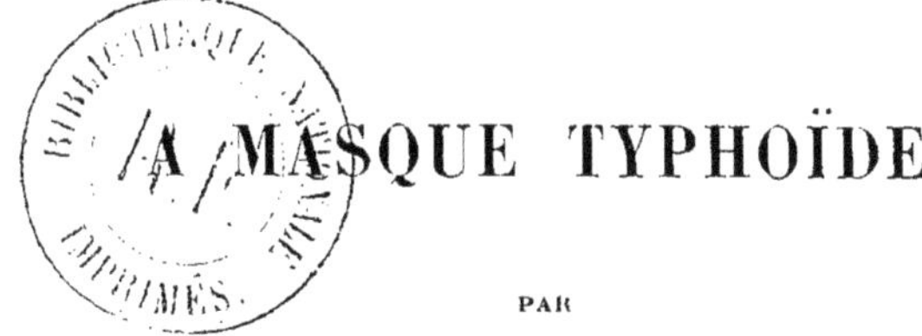

A MASQUE TYPHOÏDE

PAR

Le Dr Armand DELLYS

Médecin Stagiaire au Val-de-Grâce.

—————◆—————

LYON

A. REY & Cie, IMPRIMEURS-ÉDITEURS DE L'UNIVERSITÉ

4, RUE GENTIL, 4

—

1904

A la douloureuse Mémoire
DE MA MÈRE

A MON PÈRE

*Bien faible témoignage de mon affection
et de ma reconnaissance infinie.*

A MES FRÈRES

Hommage de mon inaltérable affection.

A MES PARENTS. — A MES AMIS

AVANT-PROPOS

Au début de ce travail. c'est pour nous un devoir agréable que de nous acquitter des nombreuses dettes de reconnaissance que nous avons contractées pendant tout le cours de nos études médicales.

Nos remerciements s'adressent tout d'abord à nos maîtres de la Faculté de Paris, en particulier à M. le professeur agrégé L. Rénon pour l'obligeance avec laquelle il nous accueillit dans son service et guida nos premiers pas dans la clinique.

Nous nous souviendrons toujours également des marques d'interêt que nous ont témoignées pendant notre séjour à Lyon, M. le Médecin-Major Chavigny et M. le Dr Destot. Nous les assurons de toute notre reconnaissance.

Nous prions M. le Médecin Principal Robert, Médecin-Chef de l'Hôpital Militaire de Constantine, d'accepter nos sincères remerciements pour l'hospitalité qu'il nous a si gracieusement offerte dans cet Établissement et le conseil qu'il nous a donné de choisir le sujet de notre thèse parmi les cas si intéressants de Paludisme anormal réunis dans le service de M. le Médecin-Major de première classe Billet.

M. le Médecin Aide-Major de première classe Cornet a bien voulu s'intéresser à notre travail et nous aider dans nos recherches. Nous l'en remercions de tout cœur.

Enfin, notre ami, M. L. Masselot, nous a fort obligeamment prêté le concours de son talent pour les dessins que nous publions au cours de cet ouvrage. Nous l'assurons de toute notre gratitude.

DU PALUDISME

A MASQUE TYPHOIDE

CHAPITRE PREMIER

HISTORIQUE

Le paludisme occupe, dans la pyrétolologie des pays chauds, une place dont l'importance est comparable à celle que prend la tuberculose dans le cadre nosologique des climats tempérés. Les aspects variés sous lesquels il se présente, la perniciosité soudaine dont il est si souvent empreint font de lui un véritable « protée » dont l'atteinte est d'autant plus dangereuse qu'elle peut échapper au diagnostic, et que, partant, les moyens de lutte dont nous disposons contre lui restent méconnus.

Les manifestations malariques peuvent être rangées en deux groupes principaux : le premier contenant les formes qui présentent des phénomènes d'infection aiguë ; le second, celles dans lesquelles on trouve des phénomènes chroniques, relevant d'une intoxication lente qui aboutit à la cachexie paludéenne.

Dans le premier groupe, on peut de suite établir une division entre les formes aiguës caractérisées par des accès fébriles francs, à périodicité régulière, et celles où l'infection étant plus intense, la température affecte le type subcontinu ou rémittent.

Parmi ces dernières, il en est qui peuvent s'accompagner « d'un syndrome grave par son ensemble même, semblable à celui qui fait le danger de quelque autre maladie grave; le plus souvent c'est le type typhoïde ; et la ressemblance entre ces fièvres palustres continues typhoïdes et la maladie spécifique connue sous ce nom est poussée assez loin pour que le diagnostic en soit parfois très difficile » (Bard).

En 1712, Torti avait déjà décrit des fièvres subcontinues qui étaient justiciables du quinquina, et qui se rencontraient surtout pendant les mois les plus chauds de l'année.

En 1836, au début de l'occupation de l'Algérie, Maillot signala les fièvres pseudo-continues avec gastro-colite ou gastro-céphalite, auxquelles il appliqua, pour la première fois et avec succès, le traitement intensif par le sulfate de quinine.

Enfin, il faut arriver à Jacquot, pour voir se dégager nettement le paludisme « *à masque typhoïde* » de la dothiénentérie et de la typho-palustre. Voici d'ailleurs les lignes que cet auteur consacrait à la question dès 1854 :

« Le diagnostic des fièvres n'est point difficile à Paris, en ce sens du moins qu'il est accepté aujourd'hui qu'en dehors des fièvres éruptives et de la fièvre typhoïde, il n'y a que la fièvre inflammatoire, l'éphèmère et l'hectique. Il peut y avoir de l'embarras pour trouver la case où l'on mettra la fièvre, mais au moins ces cases nosologiques existent. Le diagnostic est au contraire hérissé de difficultés dans les pays chauds et palustres, où la nosologie n'est point faite, où les espèces ne sont point fixées, point spécifiées, point différenciées.

« Notre occupation de Rome est venue remuer les esprits, troubler la sécurité dans laquelle on vivait prématurément en Algérie, et remettre en question ce qu'on avait trop facilement considéré comme résolu.

« Les embarras que nous avons rencontrés à propos de la vraie fièvre bilieuse et des formes bilieuses des pyrexies palustres, se représentent ici plus considérables encore.

« Dans nos histoires médicales des années précédentes, nous avons montré quelles divergences de diagnostic existaient à ce sujet ; elles se représentent en 1853.

« En 1852, en voyant un des médecins traitants, diagnostiquer vingt et une fièvres typhoïdes dans ses salles, tandis que trois de ses collègues n'en signalaient ensemble que le même nombre dans leurs services, nous avons pu avancer, sans prétendre juger, mais seulement pour constater le fait, que ce médecin reconnaissait des fièvres typhoïdes là où ses confrères ne voyaient que des *palustres masquées en typhoïde*. Or, en 1853, nous retrouvons le même médecin et un autre, qui s'était rallié à ses principes, porter quatre-vingt-sept fièvres typhoïdes pendant le troisième trimestre, tandis que quatre autres chefs de service n'en ont ensemble signalé qu'une quinzaine en tout. La divergence continue donc. Ici encore nous constatons le fait sans nous ériger en critique. Ce désaccord n'est pas de la faute des hommes, mais bien de la science qui n'est pas fixée à ce sujet.

« La divergence ne serait-elle qu'apparente, et proviendrait-elle de ce qu'en réalité le hasard aurait accumulé les fièvres typhoïdes dans un même service.

« Non, car elle s'est répétée tous les ans et a toujours eu le même représentant. Mais en 1853, des faits réels sont venus s'ajouter à l'interprétation divergente, et exagérer la différence. L'hôpital Saint-Dominique, où étaient ces deux médecins, ouvert le 28 juillet, à l'apogée de la chaleur et des complications gastrobilieuses, a reçu en réalité coup sur coup des fournées de maladies graves, parmi lesquelles la dothiénentérie est intervenue assez largement, comme les autopsies l'ont démontré. La coexistence des intermittentes, des gastrobilieuses et de la dothiénentérie, et la réunion de ces éléments morbides a engendré un état grave dont le résultat a été : vingt-six décès dans les deux services de Saint-Dominique (seize dans le premier service, dix dans le deuxième), durant le troisième trimestre, pendant que quatre autres services n'ont enregistré que dix décès en tout.

Cette multiplicité des éléments morbides, leur aggravation réciproque, ces maladies complexes chargées d'une double ou d'une triple gravité, cette apparition d'une courte épidémie de fièvre typhoïde, telle est la cause qui, comme nous l'avons vu plus haut, sans chercher alors la raison du fait, a produit une si forte mortalité et une si haute gravité au mois d'août, où l'on compte trente décès ou 3,7 pour 100 hommes traités, tandis que juillet ne fournit que quatre morts ou 1,5 pour 100 et août 15 ou 0,8 pour 100.

« La concordance ne peut exister, quant au diagnostic des diverses pyrexies romaines affectant des symptômes typhoïdes, qu'à la condition de les examiner au point de vue des éléments morbides et de les distinguer en :

1° Fièvres typhoïdes vraies ou dothiénentéries ;

2° Maladies complexes formées par la combinaison ou la juxtaposition des éléments dothiénentérie et fièvre palustre ;

3° Fièvres palustres « à forme typhoïde ».

« L'alliance des éléments dothiénentérie et fièvre palustre n'est point un fait nouvellement signalé. Nous l'avons déjà précédemment indiqué nous-même plusieurs fois. Les médecins des maremmes toscanes l'ont fréquemment observé, et cette combinaison a été l'objet d'une discussion approfondie à l'école de médecine de Ferrare. Il n'a pas échappé à M. l'inspecteur Michel Lévy, lorsqu'il était premier professeur à l'hôpital militaire d'instruction de Metz et, plus récemment, M. Abeille a publié un travail roulant principalement sur ce sujet. A Rome, en 1853, M. Mayer appelle l'attention sur ce point et fait remarquer que ces fièvres palustres et typhoïdes sont surtout fréquentes chez les individus récemment débarqués, c'est-à-dire chez lesquels l'aptitude à la dothiénentérie n'a pas encore été amortie par l'influence des nouveaux milieux.

« Ainsi donc, nous n'avons pas inventé cette affection complexe paludo-dothiénentérique; c'est un fait constaté mais auquel on n'attache pas assez d'importance.

« Quant aux fièvres palustres « à *forme, à masque typhoïde* », elles sont parfaitement démontrées : M. Abeille est le seul, je crois, qui les nie : cet observateur pense que toutes les fois qu'une fièvre palustre revêt cette forme, c'est qu'elle a cessé d'être simple et qu'un autre élément s'est joint à elle, Nous espérons démontrer dans notre clinique des hôpitaux militaires de Rome et de Civita-Vecchia « qu'il existe incontestablement de simples palustres à masque typhoïde, tout comme il en est à masque cholérique, algide, etc. »

Malgré toute une série d'articles que Jacquot avait publiés depuis 1849, l'existence du paludisme à masque typhoïde fut loin d'avoir été généralement admise, et nous voyons, dans la suite, que cette forme particulière fut considérée comme une typho-palustre ne comportant pas de lésions intestinales.

Les auteurs contemporains ont repris cette question. MM. Kelsch et Kiener (1889) distinguent dans les rémittentes palustres : la rémittente typhoïde, et la rémittente adynamique de beaucoup la plus grave, pouvant être souvent consécutive à la première.

M. Laveran (1898) nous fait un tableau saisissant de cette allure typhoïde que peut revêtir le paludisme, et nous montre le malade « plongé dans un état typhoïde identique à celui qu'on observe dans la fièvre typhoïde la plus franche et la plus grave ».

Plus récemment (1902), M. Billet a fait paraître sur le « Paludisme à forme typhoïde » un travail qui semblait devoir désarmer tous les adversaires de la nature uniquement palustre de cette pseudo-fièvre typhoïde. Or, des polémiques récentes, qui ont eu pour théâtre l'Algérie, ont montré que les divergences d'opinion sur ce sujet, qui pouvaient encore s'excuser du temps de Maillot et de Jacquot, règnent encore dans certains esprits, malgré les progrès considérables que la science a faits dans le domaine du paludisme.

En réalité, dans tous les foyers palutres d'Algérie, comme ailleurs, on peut rencontrer dans la saison en-démo-épidémique, c'est-à-dire du mois de juin au mois de novembre, à la fois :

1° Des fièvres typhoïdes très nettement caractérisées;

2° Des fièvres intermittentes également très caracté-risées ;

3° Du paludisme subcontinu « *à masque typhoïde* »;

4° Des infections mixtes à double élément, typhoïde et palustre, qu'on désigne communément sous le nom de « *typho-malaria* ».

Or aujourd'hui, avec les ressources dont la science dispose, ressources à la fois cliniques et microbiolo-logiques, il n'est pas permis à un seul médecin exerçant en pays palustre, de ne point faire la distinction entre ces diverses pyrexies.

C'est ce que nous essaierons de démontrer dans le présent travail, en étudiant les formes anormales de paludisme « à masque typhoïde ».

Notre deuxième chapitre sera uniquement réservé à l'exposé des observations que nous avons pu réunir et que nous devons, pour la plus grande partie, à l'obli-geance de M. Billet.

Enfin, nos trois derniers chapitres envisageront res-pectivement les considérations d'ordre clinique, hématologique et thérapeutique, tirées de l'étude des observations.

CHAPITRE II

OBSERVATIONS

Observation I (Dr Billet).

P... Julien, 3e zouaves. Entre à l'hôpital, le 19 septembre 1903, pour paludisme.

Fait partie de la 14e compagnie du 3e zouaves, venue de Philippeville à Constantine, après avoir fait les trois étapes, dont une à Saint-Charles, localité très palustre.

En Algérie, depuis novembre 1900 ; a fait les garnisons de Sétif (1901), Constantine (1902), Philippeville (1903), sans avoir présenté de manifestation paludéenne.

S'est senti malade pour la première fois, le 16 septembre : céphalalgie, légers frissons. Depuis, il a été pris d'une fièvre pour ainsi dire subcontinue. Rémission seulement le 19 au matin, jour de son entrée à l'hôpital. Avait pris 1 gramme, de quinine le 18.

A l'hôpital, gros accès du 19 au 21, puis le 22 (paroxysme à 6 heures du matin, 40°1). Rémission le 23. Dernier paroxysme. 39 degrés à 6 heures du soir, le 23 (Voir courbe 3, p. 76).

Symptômes d'embarras gastrique : Diarrhée, langue saburrale, stupeur prononcée, peu de frissons, pas de sueurs. Séro-diagnostic négatif le 23. On avait administré 1 gramme de sulfate de quinine le 21, mais devant l'insuffisance de ce médicament, on pratique le 22 une injection de 1 gr. 50

de chlorhydrate neutre. A partir du 24, le malade prend 1 gramme de sulfate de quinine tous les quatre jours.

Mélanémie d'emblée, très appréciable le 25.

S'alimente le 26 ; se lève le 28.

Légère rechute le 6 octobre. Prend le 7, 75 centigrammes de sulfate de quinine.

Sort mélanémique le 9.

Hématologie. — Examen du sang pris le 20 septembre à 8 heures du matin :

Petits corps annulaires, non pigmentés, assez rares.

Croissants à dater du 5 octobre.

OBSERVATION II (Dr Billet).

J... François, 3ᵉ zouaves. Entre à l'hôpital le 21 septembre 1903, pour paludisme.

Malgré son origine algérienne, ne se souvient pas avoir eu d'atteinte antérieure de paludisme. Fait les trois étapes de changements de garnison, du 6 au 9 septembre.

S'est senti malade le 19 : céphalalgie, inappétence, fatigue, sensation de chaleur. La fièvre dure toute la nuit. Diarrhée au matin. L'accès ne cesse que le 20 dans la nuit (légères sueurs).

Entre à l'hôpital le 21 en apyrexie, mais la température remonte à partir de midi et atteint rapidement 40°2. Frissons violents, agitation extrême toute la nuit. Le matin du 22, le malade délire tout éveillé. Légère rémission à 6 heures (38°6). Reprise à midi (V. courbe 8, p. 76). La diarrhée s'accentue ; l'agitation devient alarmante.

Injection de 1 gr. 50 de chlorhydrate neutre de quinine le 22 à 9 heures du matin.

Apyrexie complète, avec sédation presque instantanée des phénomènes pernicieux, le 23 dans la matinée.

Reprise légère le 24. Fièvre toute la journée, sans dépasser 38°5. On administre 1 gramme de sulfate de quinine.

Séro-diagnostic négatif le 25. Apyrexie à dater de ce jour, mélanémie et splénomégalie d'emblée. La rate mesure $\frac{13 \text{ cm.}}{15 \text{ cm.}}$.Loquacité persistante encore pendant deux ou trois jours.

Le malade prend 1 gramme de sulfate de quinine le 28 novembre, puis 1 gramme tous les quatre jours. L'apyrexie se maintient.

Sort le 9 octobre 1903.

Hématologie. — Examen du sang pris le 21 septembre à 10 heures du matin :

Parasites petits, annulaires, non pigmentés, assez nombreux (1 tous les 2 ou 3 champs.)

Croissants à dater du 5 octobre.

OBSERVATION III (Dr Billet).

A...., Antoine, 3e zouaves. Entre à l'hôpital le 21 septembre 1903, pour paludisme.

Comme les précédents, fait partie de la 14e compagnie, venue par étapes de Philippeville à Constantine. A Philippeville, où il accomplit sa première année de service, il n'a pas eu d'atteinte de paludisme.

Est tombé brusquement malade le 19 : inappétence, fièvre et frissons dans la nuit. Se fait porter malade le 20, entre à l'infirmerie où il présente de la fièvre toute la journée. Prend de la quinine pendant deux jours consécutifs. Epistaxis le 20.

A l'hôpital, gros accès doublé, du 21 (10 heures du matin), au 22 (10 heures du soir) (V. courbe 5, p,   ). Rémission légère le 22 à 6 heures du matin (38°4). Frissons très légers le 21 à 2 heures du soir.

Cet accès pernicieux des plus graves est caractérisé par un état ataxo-adynamique très prononcé avec demi-coma, embarras de la parole (allant presque jusqu'à l'aphasie), diarrhée et vomissements bilieux. Ballonnement du ventre et douleur à la pression.

On pratique immédiatement une injection de 1 gr. 5o de chlorhydrate neutre de quinine à 9 heures du matin le 22. Séro-diagnostic négatif le même jour.

Apyrexie depuis, mais anémie très prononcée. Ne se lève que le 26. Prend à dater de ce jour 1 gramme de sulfate de quinine tous les quatre jours.

Sort mélanémique le 13.

Deuxième séjour. — Rentre le 18 octobre. Rechute le 15, puis le 17, ce qui a nécessité son renvoi à l'hôpital. Fièvre subcontinue du 18 au 21 inclus, sans grande réaction: céphalalgie, abattement, fatigue et mélanémie.

1 gramme de sulfate de quinine le 20 ; 75 centigrammes le 21.

Arrhénal du 21 au 25, à la dose de 10 centigrammes tous les deux jours et 5 les jours alternes.

1 gramme de sulfate de quinine tous les quatre jours à dater du 25.

Légère rechute le 3o octobre.

Sort de nouveau, encore mélanémique le 7 novembre.

Troisième séjour. — Rechute le 12 novembre. Accès quotidiens. Frissons violents et sueurs. Mélanémie persistante. Accès les 13 et 14. Légers accès le 15.

1 gramme de sulfate de quinine tous les quatre jours, à dater du 15 novembre.

Sort, par congé de convalescence, légèrement mélanémique, le 3o novembre 1903.

Par lettre datée du 16 janvier 1904, le malade fait savoir que, dès son arrivée chez lui, il a dû garder le lit quinze jours environ : Accès avec frissons, sueurs, vomissements plus intenses que lors des premiers accès. Il a des rechutes tous les huit jours environ avec faiblesse extrême consécutive.

Hématologie. — 22 septembre à 9 heures du matin : parasites petits, non pigmentés, assez rares.

20 octobre, 9 heures du matin : parasites petits, annulaires, non pigmentés assez nombreux (1 tous les 2 ou 3 champs du microscope)?; croissants rares.

29 octobre, 3 heures du soir : parasites annulaires et croissants nombreux (1 à 2 par champ).

6 novembre : croissants nombreux.

14 novembre, 10 heures du matin : parasites petits, annulaires, non pigmentés.

OBSERVATION IV (Dr Billet).

C... Jacques, 3e zouaves. Entre à l'hôpital le 22 septembre 1903 pour *embarras gastrique fébrile*.

Aucune atteinte antérieure de paludisme. Pas de maladie à Philippeville où il accomplit sa première année de service. Fait le changement de garnison par étapes, de Philippeville à Constantine, du 6 au 9 septembre.

Tombe malade le 18 : fièvre continue, sans frissons. Entre le 21 à l'infirmerie du corps où il prend 1 gramme de sulfate de quinine.

A l'hôpital, fièvre subcontinue avec rémission complète le 23 au matin. Paroxysmes nettement tierces les 22 et 24 (40 degrés et 40°4). Pas de frissons, pas de sueurs ; chaleur continue, diarrhée intense ; état saburral prononcé. Epistaxis et nausées sans vomissements ; stupeur ; rachialgie. Séro-diagnostic négatif le 23.

Injection de 1 gr. 50 de chlorhydrate neutre de quinine le 24. Apyrexie depuis, à part une légère ascension le 26.

On constate une mélanémie très accusée. La rate mesure $\frac{15 \text{ cm.}}{10 \text{ cm.}}$

Le malade se lève le 20 et prend, à partir de ce jour, 1 gramme de sulfate de quinine tous les quatre jours. L'apyrexie se maintient. Toutefois, légère rechute le 10.

Sort le 13 octobre.

Hématologie. — 22 septembre, 10 heures du matin : parasites petits, annulaires, non pigmentés, nombreux (2 à 5 par champ).

Croissants assez nombreux à dater du 1er octobre.

OBSERVATION V (Dr Billet).

L... Etienne, 3e zouaves. Entre à l'hôpital le 22 septembre 1903. pour paludisme. En Algérie depuis novembre 1901. A fait les garnisons de Constantine (1902) et de Philippeville (1903) sans présenter d'atteinte de paludisme. Fait le changement de garnison par étapes, de Philippeville à Constantine, du 6 au 9 septembre.

Tombe malade vers le 17 : anorexie, céphalalgie, vomissements. Se fait porter malade le 20, présente de la fièvre toute la journée. Entre à l'hôpital le 22 après avoir pris 1 gramme de sulfate de quinine le 21.

A l'hôpital, le malade accuse des paroxysmes nettement tierces, les 22 et 24. Céphalalgie et courbature, peu de frissons. Diarrhée profuse, abattement.

Injection de 1 gramme de chlorhydrate neutre de quinine le 23. Nouveau paroxysme léger le 26 d'où 1 gramme de sulfate de quinine le même jour et 50 grammes le 27. Apyrexie depuis. Séro-diagnostic négatif le 26.

1 gramme de sulfate de quinine tous les quatre jours à dater du 25. Peu de mélanémie. Se lève et s'alimente à partir du 28.

Sort le 9 octobre, peu anémié.

Deuxième séjour. Rentre de nouveau à l'hôpital le 22 octobre 1903. A fait une rechute le lendemain de sa sortie. Accès quotidiens pendant six jours. Rentre à l'infirmerie où il reste huit jours et finalement à l'hôpital.

Il présente du 22 au 25 une fièvre subcontinue sans grandes réactions : céphalalgie et courbature ; pas de frissons ni de sueurs. Inappétence. Mélanémie accentuée.

Injection de 1 gr. 5o de chlorhydrate neutre de quinine le 25 et 5o centigrammes le 28.

Légers accès les 26 et 27. Apyrexie jusqu'au 3 novembre. Gros accès le 3 avec frissons et sueurs. On administre le 4 1 gramme de sulfate de quinine. Légers accès les 4 et 5. 1 gramme de sulfate de quinine le 6.

Sort encore mélanémique le 10 novembre.

Hématologie.—22 septembre, 10 heures matin, 38 degrés : parasites petits, annulaires, non pigmentés, assez rares (1 sur 2 à 5 champs) croissants rares à dater du 1ᵉʳ octobre·

23 octobre 9 heures matin. 37°6 : parasites petits, annulaires rares. Croissants assez nombreux.

A la date du 6 novembre, malgré le traitement préventif par le sulfate de quinine, on constate une certaine quantité de croissants.

OBSERVATION VI (Dʳ Billet).

C...Théodore, 3ᵉ zouaves. Entre à l'hôpital le 22 septembre 1903 pour *embarras gastrique fébrile*. Fait également partie de la 14ᵉ compagnie venue de Philippeville à Constantine par étapes du 6 au 9 septembre. Aucune atteinte antérieure de paludisme à Philippeville, où il est resté toute l'année 1903.

S'est senti malade pour la première fois le 20 : fatigue, lassitude, vertiges. Se fait porter malade le 21. La température accuse 4o degrés dans la soirée. Symptômes gastro-intestinaux dominants, diarrhée et vomissements ; stupeur. Le malade n'a pas pris de quinine au corps.

A l'hôpital, fièvre subcontinue du 22 au 24 inclus, avec rémission presque complète le matin du 23. Le maximum a été de 40°2.

Injection de 1 gr. 5o de chlorhydrate neutre de quinine le 23. On donne également 75 centigrammes de sulfate de quinine par la bouche, le 24. Apyrexie depuis.

Séro-diagnostic négatif le 25. Prend à partir de ce jour
1 gramme de sulfate de quinine tous les quatre jours.

S'alimente le 26 ; anémie et fatigue prononcées. Ne se
lève que le 28. Sort le 13 octobre, encore mélanémique.

Hématologie. — 22 septembre, 4 heures, 40°2 : gros
parasites amiboïdes, pigmentés, de la tierce confirmée, assez
nombreux (on en trouve 1 sur 2 à 3 champs).

OBSERVATION VII (Dr Billet).

R... Edouard, 3ᵉ zouaves. Entre à l'hôpital le 23 septembre
1903 pour paludisme. Pas d'atteinte antérieure. A fait les
garnisons de Batna, Constantine et Philippeville sans être
malade.

Tombe malade brusquement le 21 : frissons, fièvre (40°4).
Rechute le 22. Entre à l'hôpital le 23, sans avoir pris de
quinine au corps.

A l'hôpital, la fièvre affecte nettement le type tierce.
Symptômes d'infection profonde : abattement, stupeur,
diarrhée, céphalalgie, vomissements, bronchite. Peu de
frissons, pas de sueurs. La rate est sensiblement hypertrophiée $\left(\dfrac{14 \text{ cm.}}{15 \text{ cm.}} \right)$.

Injection de 1 gr. 50 de chlorhydrate neutre de quinine
le 24. Apyrexie jusqu'au 25 au soir.

Nouvel accès, long, mais peu accusé du 25 au 26. 1 gramme
de sulfate de quinine le 26.

Séro-diagnostic négatif le 27.

1 gramme de sulfate de quinine le 28. Apyrexie depuis.
Mélanémie d'emblée et fatigue extrême, surtout dans les
jambes.

1 gramme de sulfate de quinine tous les quatre jours à
partir du 3 octobre. Cacodylate de fer en injections sous-
cutanées les 4, 8, 12 et 16 octobre.

Rechute tenace quotidienne les 17, 18 et 19. Pas de frissons ni de sueurs, mais vomissements incoercibles.

On pratique une injection de $\frac{-}{}$ gramme de chlorhydrate neutre de quinine le 18. Le séro-diagnastic fait ce même jour est de nouveau négrtif. Splénomégalie $\left(\dfrac{15 \text{ cm.}}{16 \text{ cm.}}\right)$. Mélanémie prononcée. L'injection de quinine est suivie d'apyrexie.

75 centigrammes de sulfate de quinine les 19 et 20 octobre. 1 gramme les 24 et 28.

Arrhénal du 28 octobre au 3 novembre (10 centigrammes tous les deux jours et 5 centigrammes les jours alternes). 1 gramme de sulfate de quinine les 4, 8 et 12 novembre.

Très légère rechute à maximum 38°4 le 7.

Sort le 16 novembre.

Hématologie. — 24 septembre, parasites petits, annulaires, non pigmentés, nombreux (2 à 5 par champ).

Croissants seuls à partir du 1er octobre jusqu'à la sortie.

Observation VIII (Dr Billet).

L... Edmond, 3ᵉ zouaves. Entre à l'hôpital le 25 septembre 1903 pour fièvre. A fait les garnisons de Batna (1901), Constantine (1902), Philippeville (1903). A eu un embarras gastrique fébrile à Batna, en juillet 1901, pour lequel il a eu un congé de convalescence de deux mois. Pas de maladie depuis.

A fait les étapes de Philippeville à Constantine, du 6 au 9 septembre. Tombe brusquement malade le 23. Présente 40°2 le 24. Entre d'urgence à l'hôpital le 25 : fièvre subcontinue sans frissons ni sueurs, courbature et céphalalgie; vomissements et diarrhée. N'a pas pris de quinine au corps.

Gros accès du 25 (midi) au 26 (9 heures du soir).

Séro-diagnostic négatif le 26. Injection, ce même jour,

de 1 gr. 50 de chlorhydrate neutre de quinine, en plein accès. Apyrexie depuis.

Se lève le 9; peu fatigué, pas de splénomégalie ni de mélanémie. 1 gramme de sulfate de quinine tous les quatre jours à partir du 30 septembre ; 75 centigrammes le 8 octobre.

Sort le 9.

Hématologie. — 25 septembre, 10 heures matin, 36°6 : parasites volumineux, amiboïdes et pigmentés de la tierce confirmée, assez nombreux (1 tous les 2 ou 3 champs).

Observation IX (Dr Billet).

M... J..., 3e zouaves. Entre à l'hôpital, le 25 septembre 1903, pour fièvre. A fait les étapes de Philippeville à Constantine, du 6 au 9 septembre. Pas d'indisposition antérieure.

Tombe malade le 22. Ne vient à la visite que le 24. Sa température était alors de 40°2.

A l'hôpital, il présente un accès subcontinu du 25 au 26 avec deux paroxysmes. Pas de frissons, ni de sueurs; abattement, prostration, céphalalgie, courbature, anorexie, épistaxis, diarrhée.

Injection de 1 gramme de chlorhydrate neutre de quinine le 26, qui amène l'apyrexie.

Séro-diagnostic négatif le 27.

Se rétablit assez vite. Prend 1 gramme de sulfate tous les quatre jours, à partir du 26.

Peu de mélanémie.

Sort le 9 octobre.

Hématologie, 25 septembre, 10 heures du matin, 36°2 : Gros parasites amiboïdes et pigmentés de la tierce confirmée, assez nombreux (on en trouve 1 tous les 2 ou 3 champs).

Observation X (Dr Billet).

F..., Jean, 8e compagnie de remonte. Entre à l'hôpital le
25 juin 1903 pour fièvre. En Algérie depuis janvier 1895.
Fait seize mois de service au 3e chasseurs d'Afrique. Pas
d'indisponibilité pendant cette première partie de son service. Passe, en avril 1896, à la 8e compagnie de remonte.
A dater de 1897, va chaque année, de février à juin, en
station à Aïn Fesguia, localité éminemment palustre. A
part quelques petites indispositions disparaissant sans l'administration de quinine, F... n'a jamais été malade. Il est
revenu de cette station le 17 exactement, en faisant
deux étapes, dont l'une aux Ouled Rhamoun, endroit très
insalubre où il couche le 16.

C'est le 22 qu'il a ressenti son premier malaise, à
5 heures du soir. Céphalalgie, fatigue, pas de frissons. Peu
de température (37°2). Le 23, le malade prend trois pilules
de quinine de 10 centigrammes. Vomissements, céphalalgie, langue saburrale, diarrhée. La température ne s'élève
pas au-dessus de 38 degrés le 23 et le 24.

Rémission complète le 25, au matin, où il entre à l'hôpital avec le diagnostic fièvre.

Malgré cette rémission, la céphalalgie persiste et les
symptômes gastro-intestinaux s'accentuent.

Le 25, à 2 heures du matin, la température remonte
à 39°3. Maximum stationnaire de 8 heures à minuit (39°6).
Légère rémission le 26, à 4 heures du matin (38°5). Nouvelle poussée avec maximum de midi à 2 heures entre
39 degrés et 39°6. Chute dans la nuit, complète le lendemain matin à 6 heures, accompagnée de sueurs profuses.

Les symptômes gastro-intestinaux se sont aggravés dans
la journée du 26, avec épistaxis abondante. Agitation, sub-
délire, ballonnement du ventre et gargouillement. Séro-
diagnostic négatif. L'examen du sang permet de déceler

les parasites petits et annulaires du paludisme primaire, infectieux.

Reprise subcontinue rémittente à paroxysmes tierces, du 29 juin au 3 juillet.

Injection de 1 gramme de chlorhydrate neutre de quinine le 6 juillet. Séro-diagnostic négatif le 8.

Reprise le 15, puis le 21, malgré le sulfate de quinine administré les 16 et 18.

Sort le 31 juillet.

Hématologie, 27 juin, 9 heures du matin, 36°8 : parasites annulaires, petits, non pigmentés, nombreux.

28 juin, recrudescence du nombre des parasites (1 à 2 par champ).

Disparition le 7 juillet.

Réapparition du 15 au 17.

Croissants le 18.

Du 21 au 23, on retrouve des corps annulaires et des croissants.

A sa sortie, le malade a encore dans son sang de nombreux croissants.

OBSERVATION XI (Dr Billet).

P..., Célestin, 5e escadron du train. Entre à l'hôpital le 17 juillet 1903 pour *fièvre continue*. En Algérie depuis le 2 décembre 1902 ; caserné au Bardo (quartier insalubre). Est tombé malade le 16 : céphalalgie, anorexie, fatigue générale, 38°7 dans la soirée. Le 17, dans la matinée, il est envoyé à l'hôpital en raison de symptômes typhoïdiques très nets : abattement, stupeur, diarrhée abondante, épistaxis ; 40°2 à midi. Rémission complète le lendemain à midi également. Nouvel accès dans la soirée et dans la nuit du 18 au 19; 40°4 à minuit. Chute complète le 19 dans la soirée, à 6 heures. Les symptômes précédents, malgré la rémission, s'exagèrent : la langue devient fuligineuse, il y a du délire dans la nuit. Séro-diagnostic négatif le 17.

Injection de 1 gr. 50 de chlorhydrate neutre de quinine le 19, à 9 heures du matin. Le 20, dans la matinée, on donne 75 centigrammes de sulfate de quinine.

Malgré cette dose élevée, nouvel accès avec exagération des symptômes du début et qui dure toute la journée du 20 et du 21 juillet, de 9 heures du matin le 20 à 9 heures du soir le 21, soit trente-six heures. L'accès a présenté deux paroxysmes : le premier, le 20 à 4 heures du soir (40 degré) et le deuxième le 21 entre 3 heures et 9 heures du matin (40°4), avec légère rémission intermédiaire le 20, à 9 heures du soir (38°8). Presque pas de frissons au début, mais sueurs légères le 21, de midi à 3 heures du soir, pendant la chute,

Séro-diagnostic négatif le 21.

.Nouvelle injection de 1 gr. 50 de chlorhydrate neutre le 21 à 9 heures du matin. On donne le 22 du sulfate de quinine à la dose de 75 centigrammes.

La diarrhée ne disparaît entièrement que le 23. Apyrexie depuis.

En résumé : paludisme primaire pernicieux, de forme typhoïde, à paroxysmes quotidiens, puis tierces.

Le malade se lève depuis le 27. Il existe encore de la fatigue générale et surtout un teint terreux mélanémique très apparent.

La rate, très hypertrophiée d'abord, est maintenant revenue à son état normal. Le foie est normal.

Rechutes fréquentes, et pour ainsi dire tous les quatre ou huit jours, souvent même malgré l'administration soutenue et régulière de quinine :

1° les 1er et 2 août ; 2° le 5 ; 3° les 9 et 10 ; 4° les 16 et 17 ; 5° le 27 ; 6° les 5 et 7 septembre (premiers accès tierces).

Ces accès sont très bénins, sans frissons ni sueurs. Ils sont marqués par de la céphalalgie et de la courbature.

Mélanémie très accentuée.

Sort le 18 septembre très mélanémique. Pas de spléno-mégalie caractérisée.

Hématologie. — 19 juillet, 9 heures matin, 39 degrés. Parasites petits, annulaires, nombreux (1 à 2 par champ).

21 juillet, 9 heures matin, 40°,4. Malgré les deux administrations de quinine, même forme de parasites, encore assez nombreux.

2 août (rechute), même forme de parasites mais assez rares.

9 août (rechute), 2 heures du soir, 39 degrés. Même forme de parasites toujours assez rares.

Croissants pour la première fois le 13 août, en apyrexie.

17 août (rechute), 6 heures matin, 37°,7. Parasites annulaires, petits, et croissants assez rares.

OBSERVATION XII (Dr Billet).

H... Robert, 5e escadron du train. Entre à l'hôpital le 28 juillet 1903 pour *fièvre continue*. En Algérie depuis novembre 1900. Pas de maladie antérieure.

Est tombé malade le 26 juillet : céphalalgie et phénomènes gastro-intestinaux ; diarrhée profuse, langue saburrale, gargouillement. Accès dans la journée du 26. Température presque normale le 27 au matin ; reprise dans la soirée du 27. L'accès dure toute la journée ; défervescence seulement dans la soirée du 28 vers minuit ; reprise immédiate mais lente dans la matinée du 29. Long plateau entre 40 et 30°,2 de 4 heures du soir le 29 à 4 heures du matin le 30. Chute rapide et complète le 30 à 10 heures du matin.

Dans la journée du 29, les symptômes précédents s'accentuent, avec, en plus, du délire et de l'agitation ; langue fuligineuse et herpès labial. La diarrhée persiste, toujours abondante et séreuse. Séro-diagnostic négatif le 28.

En somme, accès pernicieux à forme typhoïde, n'ayant guère présenté, du 28 au 31, qu'une rémission complète, il est vrai, mais de très courte durée, dans la nuit du 28 au 29.

On pratique une injection de 1 gr. 50 de chlorhydrate

neutre de quinine le 21 et on donne 1 gramme de sulfate de quinine par la bouche le 3o.

Apyrexie le 31. De tous les symptômes pernicieux, il subsiste encore de l'anorexie, de la diarrhée et la langue saburrale. La rate est peu hypertrophiée.

Rechute le 7 août. Accès les 7, 8 et 9, ces deux derniers avec rémission presque complète le matin du 9. Céphalalgie et courbature, pas de frissons, point de sueurs. Commencement de mélanémie.

1 gramme de sulfate de quinine les 8, 9 et 13.

Rechute du 18 au 21. Accès subcontinu les 18 et 19, quotidiens les 20 et 21. Ces accès sont tenaces, mais également ment sans autres symptômes que céphalalgie, courbature et fatigue prononcée consécutive. La mélanémie est complètement déclarée : teinte jaune terreux générale. Splénomégalie $\left(\dfrac{14 \text{ cm.}}{16 \text{ cm.}}\right)$.

Sulfate de quinine les 18, 20, 21 et 25.

Rechute le 28 et le 29.

1 gramme de chlorhydrate neutre en comprimés le 29. Cacodylate de soude (quatre injections à dater du 14 août)

1 gramme de chlorhydrate neutre en comprimés les 2 et 6 septembre.

Légers accès les 9, 10 et 11, presque inaperçus (38 degrés et 38°, 5).

Chlorhydrate en comprimés le 10. Sulfate de quinine (0, 75) le 11 et (0, 50) les 12, 16 et 20. Apyrexie depuis.

Sort le 25 septembre.

Hématologie. — 28 juillet, 10 heures matin, 39°, 2. Parasites petits, annulaires non pigmentés, assez nombreux (1 à 3 par champ). La plupart sont accolés à la surface des globules.

8 août (rechute). Même forme de parasites mais assez rares.

Croissants pour la première fois le 17 août (apyrexie).

19 août (rechute), parasites petits, annulaires, rares.

2g août (rechute), nombreux croissants.

A la sortie, on constate encore des croissants.

OBSERVATION XIII (Dr Billet).

A... Victor, 3e chasseurs. Entre à l'hôpital le 25 août 1903 pour fièvre palustre. En Algérie depuis novembre 1901. Aucune maladie antérieure. A fait sa première année à Sétif sans aucune indisposition. A participé à une marche-manœuvre qui a duré toute la journée du 12 août, avec bivouac la nuit à Salah-bey, localité palustre.

Le 23 août au soir, le malade commence à être indisposé : céphalalgie, fatigue. Fait encore son service le 24. S'est senti pendant toute cette journée en proie à une chaleur inusitée, avec abattement et fatigue. S'est alité dans la journée du 25 avec une fièvre bien caractérisée (39°8 à 5 heures du soir et 38°4 à 9 heures). A pris 1 gramme de sulfate de quinine.

Dans cette journée l'état général était assez grave. Demicoma (le malade ne se souvient pas avoir pris de la quinine) ; abattement, stupeur, diarrhée, anorexie, langue saburrale, en un mot phénomènes pseudo-typhoïdes, sans épistaxis, ni taches rosées). Séro-diagnostic, négatif le 26.

La diarrhée persiste et la température reste subcontinue avec plusieurs paroxysmes, environ toutes les six heures, et rémissions intercalaires dans la matinée. Enfin, à la suite d'une injection de 1 gramme de chlorhydrate neutre, le 27, chute lente et progressive, complète seulement à 5 heures du matin, le 28.

Pendant tout ce long accès qui a duré plus de trois jours, le malade n'a pas éprouvé de frissons. Sueurs légères, d'abord le 27 août à 6 heures du matin et enfin dans la matinée du 28 au moment de la rémission définitive. Dès le 27, les phénomènes infectieux pseudo-typhoïdes s'amendent et cessent complètement dans la journée du 28. La céphalalgie a disparu, mais l'anorexie persiste, avec langue saburrale. Rate peu hypertrophiée $\left(\dfrac{12 \text{ cm.}}{13 \text{ cm.}}\right)$

On redonne 1 gramme de sulfate le 28 et 75 centigrammes de chlorhydrate basique en comprimés, le 29.

En résumé : paludisme primaire infectieux, de type subcontinu, à forme pseudo-typhoïde.

Rechute du 14 au 16 inclus. Accès quotidiens peu violents sans frissons, sans sueurs. Mélanémie très prononcée consécutive. Séro-diagnostic de nouveau négatif le 15 septembre.

Prend à partir de ce jour 1 gramme de sulfate de quinine tous les quatre jours. Apyrexie depuis.

Sort très anémié encore le 9 octobre.

Hématologie, 26 août, 9 heures du matin, 38 degrés : parasites petits, annulaires, non pigmentés, nombreux (1 à 3 par champ.)

14 septembre (rechute). Mêmes parasites, nombreux (2 à 3 par champ ; un grand nombre sont simplement accolés aux globules.)

Croissants à dater du 25 septembre. Existent toujours la veille de la sortie, très nombreux malgré le traitement préventif des rechutes.

Observation XIV (Dr Billet).

R... Pierre, 13e d'artillerie. Entre à l'hôpital le 23 septembre 1903 pour *embarras gastrique fébrile*. A fait sa première année de service à Sétif sans indisposition notable. Accomplit sa deuxième année à Constantine et monte plusieurs gardes au Bardo (caserne insalubre), tombe malade pour la première fois vers le 16 septembre sans se faire porter malade : fatigue, lassitude. Se présente à la visite le 22 en raison de vomissements incessants. Evacué d'urgence à l'hôpital le 23. A pris de la quinine au quartier le 22. A l'hôpital, le malade présente une fièvre continue à allure infectieuse : ataxo-adynamie, stupeur, délire, vomissements et diarrhée, céphalalgie intense, langue fuligineuse. Séro-diagnostic négatif, pas de taches rosées. Paroxymes nettement tierces les 23 et 25. Rémission fugace le 24 dans la matinée.

Splénomégalie $\left(\dfrac{\text{14 cm.}}{\text{16 cm.}}\right)$

Injection de 1 gr. 50 de chlorhydrate neutre de quinine le 25. Pas de frissons ; sueurs légères seulement le 25 au soir.

Apyrexie depuis avec léger paroxysme le 27.

1 gramme de sulfate de quinine tous les quatre jours.

Mélanémie peu accentuée. Se lève le 3 octobre seulement.

Légère rechute le 14; mélanémie et faiblesse accentuée.

La rate mesure $\dfrac{\text{14 cm.}}{\text{16 cm.}}$

Arrhénal et quinine du 21 au 25.

Grosse rechute en tierce, les 4 et 6 novembre. Pas de frissons, ni de sueurs ; vertiges et vomissements. Se remet peu à peu ; prend 1 gramme de sulfate de quinine tous les quatre jours.

Sort le 23 novembre, encore mélanémique.

Deuxième séjour. Aurait eu à plusieurs reprises des malaises avec horripilation, mais sans accès proprement dit. Se plaint surtout de fatigue générale prononcée. Rentre du 6 au 29 mars pour anémie, mélanémie légère, pas d'accès, apathie. La rate est peu hypertrophiée ; anorexie, fatigue, nonchalance.

Traitement au cacodylate de fer (4 injections.)

Sort le 29 mars, amélioré, mais encore fatigué.

Troisième séjour. Est rentré de nouveau le 27 août 1904 pour anémie, suite d'accès, sans présenter d'accès.

Hématologie : 25 septembre, 6 heures matin, corps petits, annulaires assez rares.

26 septembre (apyrexie), apparition des croissants.

23 octobre : Croissants seuls, assez rares.

4 novembre : 4 heures du soir, 39°7. Parasites petits, annulaires, assez nombreux (1 sur 2 à 3 champs.)

10 novembre. Croissants seuls assez rares.

Observation XV (Dr Billet).

J... Jacques, 5e escadron du train. Entre à l'hôpital le 24 septembre 1903 pour fièvre. En Algérie depuis novembre 1901. Affecté à la 11e compagnie à Constantine. A fait partie d'une mission topographique dans la région de Sétif, de mars à juin 1902 sans être malade. A fait les manœuvres de 1902 sans contracter de fièvres. A participé cette année à différents convois de Constantine à El-Miliah du 20 janvier au 11 septembre.

Première atteinte le 12 septembre. Reste treize jours à l'infirmerie : fièvre quotidienne pendant cinq jours, rechute au bout de quatre jours ; nouvelle période d'apyrexie de trois à cinq jours. Troisième rechute le 22 ; apyrexie le 23. Double accès le 24, jour de son entrée à l'hôpital ; apyrexie le 25. Nouvel accès le 26.

On pratique alors une injection de 1 gramme de chlorhydrate neutre de quinine.

Légère rémission dans la matinée du 27. Gros accès du 27 au 29, coupé par une rémission fugace le 28 au matin.

Sulfate de quinine le 28 (1 gr.) et le 29 (75 centigr.). Apyrexie depuis. Symptômes dominants d'ataxo-adynamie, avec embarras gastrique. Céphalalgie intense, diarrhée, vomissements, courbature, abattement, léger délire nocturne.

Splénomégalie accentuée le 27 $\left(\dfrac{15 \text{ cm.}}{17 \text{ cm.}}\right)$. Séro-diagnostic négatif. Mélanémie très prononcée d'emblée. Fatigue extrême ; vertiges. Se lève seulement le 6 octobre.

Prend 1 gramme de sulfate de quinine tous les quatre jours. Rechute du 12 au 14 inclus. Accès quotidiens. Frissons caractérisés et sueurs le 13. Prend ce jour 1 gramme de sulfate de quinine.

Injection de 1 gramme de chlorhydrate neutre le 14. Apyrexie; mélanémie très accentuée.

Rechute du 21 au 28. Accès sans grandes réactions mais tenaces. — 1 gramme de sulfate de quinine les 23 et 25. Arrhénal concomitant. — Se remet rapidement. Sort le 6 novembre 1903 par congé de convalescence.

Hématologie. — 26 septembre, 10 heures du matin, 38°4 (avant injection de quinine). Parasites petits annulaires, très nombreux (8 à 10 par champ).

28 septembre. Les parasites persistent quoique rares. Apparition des croissants, rares.

2 octobre. Croissants nombreux (1 à 2 par champ).

9 octobre. Croissants nombreux (1 à 3 par champ) malgré 1 gramme de sulfate de quinine tous les quatre jours.

12 octobre. (Rechute). 2 heures soir 38°3. Corps annulaires, petits, non pigmentés (1 à 3 par champ).

Croissants dans la même proportion.

20 octobre. (Apyrexie). Croissants seuls assez nombreux.

21 octobre. (Rechute). Parasites petits, annulaires assez nombreux, seuls.

22 octobre. Réapparition des croissants.

27 octobre. (Apyrexie). Croissants seuls, très nombreux (1 à 2 par champ).

4 novembre. Les croissants persistent malgré le traitement préventif des rechutes (1 à 2 par champ).

Suite de l'observation due à l'obligeance de M. le médecin-major Chavigny.

Pendant son congé de convalescence, le malade entre à l'hôpital Desgenettes, à Lyon, pour anémie et paludisme.

N'a pas eu d'accès depuis qu'il a quitté Constantine. Ce sont les progrès constants de l'anémie qui le décident à se faire hospitaliser.

A son entrée à l'hôpital il est très amaigri ; il présente une mélanémie très accentuée, particulièrement au visage. Les muqueuses sont pâles, les bourrelets graisseux de l'orbite ont disparu, les doigts sont allongés, amaigris. Le malade se plaint d'une grande faiblesse. Il n'a plus d'appétit. Il accuse des coliques et de la diarrhée (2 à 3 selles par jour sans glaires ni sang). La palpation abdominale est douloureuse, surtout au niveau de la fosse iliaque gauche. Pas de circulation collatérale au niveau des téguments de l'abdomen. Le foie, douloureux à la percussion, semble légèrement hypertrophié, la rate également.

L'examen des poumons révèle au sommet droit, en avant, comme en arrière, une expiration sifflante et prolongée. L'examen du cœur, des reins et du système nerveux est négatif.

Dans la nuit du 18 au 19 décembre, le malade est pris de violentes coliques et diarrhée profuse. Céphalée frontale très marquée.

Le 21, le malade tousse beaucoup, expectore des crachats muco-purulents ; dyspnée très accusée. A l'auscultation, on constate une bronchite généralisée du côté droit. Le sommet droit présente toujours les mêmes signes. Cet état persiste tous les jours suivants.

Le 5 janvier, on constate une aggravation dans les symptômes pulmonaires, alors que les symptômes abdominaux ont disparu. Les râles de bronchite s'étendent maintenant au poumon gauche et les deux sommets présentent une inspiration rude et une expiration prolongée.

La température est toujours élevée, oscillant autour de 38 degrés.

Injection de quinine le 5.

Le 14 janvier l'examen du cœur révèle l'existence d'un souffle anorganique peu intense, maximum à la pointe.

Le 15 janvier aggravation très marquée de l'état du malade. Pendant la nuit précédente, il a présenté des vomissements et de la diarrhée. Œdème du côté droit de la face et du membre supérieur droit. Grande lassitude. Dyspnée intense. Expectoration muqueuse très abondante. Submatité aux deux sommets ; rudesse inspiratoire ; expiration prolongée. Râles soufflants et sibilants dans toute l'étendue des deux poumons.

Le 16, l'état reste le même. Les vomissements ont disparu ; le malade se plaint de douleurs dans les flancs.

L'examen des crachats fait par deux fois est resté négatif.

L'état s'aggrave encore le 17. La dyspnée est très violente et le malade est pris d'étouffements qui nécessitent des inhalations d'oxygène.

Le malade succombe dans la nuit du 18 au 19.

Autopsie. — Le cadavre ne présente pas un aspect amaigri. Les téguments ont une teinte cireuse. Œdème très prononcé au membre supérieur droit, moins marqué au membre inférieur du même côté. Thorax bombé, volumineux. A l'ouverture de la cavité abdominale, il s'écoule un liquide séreux. La séreuse péritonéale n'offre rien de particulier. Le foie déborde les fausses côtes de trois travers de doigt. Il a une coloration ardoisée.

Thorax. Adhérences pleurales à la partie postérieure du thorax et du diaphragme. La plèvre droite renferme environ un demi-litre de liquide citrin ; la plèvre gauche en renferme une quantité bien moindre. Au niveau du hile on trouve quelques ganglions indurés, volumineux, de coloration rosée.

Poumons. Le poumon droit présente à sa partie supérieure des zones d'emphysème alternant avec des zones d'atélectasie. Le lobe inférieur est dense et présente à la partie postérieure, au niveau du bord externe, une cicatrice indurée répondant à un tubercule sous-pleural. Le poumon crépite mal et présente de l'œdème du lobe inférieur. A 2 centimètres du sommet et près du bord externe on note la présence d'une nouvelle cicatrice de tubercule sous-pleural. A la coupe, il s'échappe une grande quantité de liquide spumeux. Le poids du poumon droit est de 830 grammes.

Le poumon gauche présente des adhérences interlobaires et un œdème sous-pleural au niveau de la scissure interlobaire. Le lobe inférieur est le siège d'une congestion intense et, à la coupe, il s'échappe une grande quantité de liquide spumeux. Le poids est de 460 grammes.

Foie volumineux. Son poids est de 1900 grammes. Présente à sa surface des traces de périhépatite. A la coupe, on constate qu'il est légèrement gras et que le parenchyme présente une teinte ardoisée très accusée.

Rate volumineuse, adhérente au diaphragme. Présente des traces de périsplénite. Sa consistance est ferme. Son poids est de 325 grammes. A la coupe, elle offre une coloration gris foncé.

Péricarde. Contient environ un demi-verre de liquide.

Cœur. Présente une teinte ardoisée. Légère surcharge graisseuse à la surface. Son poids est de 330 grammes. A l'épreuve de l'eau, on constate une insuffisance de la valvule tricuspide ; il est d'ailleurs possible d'introduire quatre doigts à travers l'orifice auriculo-ventriculaire. L'oreillette droite est très amincie, très dilatée. Les piliers sont le siège de taches jaunâtres caractéristiques d'une dégénérescence graisseuse assez avancée de l'organe. Les valvules sigmoïdes de l'aorte et de l'artère pulmonaire sont normales.

Reins. Assez volumineux, pâles. Se décortiquent facilement. Le gauche est très pâle et on peut distinguer la substance médullaire de la substance corticale. Son poids est de 170 grammes.

Les capsules surrénales sont volumineuses.

L'intestin ne présente rien de particulier. Le pancréas offre une consistance dure. A son voisinage, on trouve des ganglions volumineux qui lui adhèrent.

Observation XVI (Dr Billet).

B... Raoul, 5e escadron du train. Entre à l'hôpital le 6 septembre 1903 pour fièvre palustre. En Algérie depuis novembre 1900. Pas d'atteinte antérieure de paludisme.

Tombe malade dans la nuit du 1er au 2 septembre : frissons et fièvre. Accès tierces les 2, 4 et 6. Se fait porter malade le 4 ; à l'infirmerie le 5 ; à l'hôpital le 6.

A pris 1 gramme de sulfate de quinine le 5 à l'infirmerie.

A l'hôpital, accès doublé de 3 heures du matin le 6 à 6 heures du matin le 7. Peu de frissons ; chaleur instantanée. Symptômes d'embarras gastrique : diarrhée et surtout vomissements. Séro-diagnostic négatif.

Injection de 1 gramme de chlorhydrate de quinine le 6. Apyrexie le 7.

Rechute seulement le 20, sans sueurs, sans frissons, angoisse précordiale pendant les paroxysmes. Fièvre subcontinue du 10 au 25 avec rémissions le 21 et le 23. Séro-diagnostic négatif le 24.

Sulfate de quinine le 20 (50 centigrammes), 22 (1 gr.), 24 (50 centigrammes.)

Apyrexie depuis, Mélanémie accentuée.

Prend 1 gramme de sulfate de quinine tous les quatre jours. Ne se lève que le 28. Fatigue prononcée. Rate hypertrophiée $\left(\dfrac{17 \text{ cm.}}{20 \text{ cm.}}\right)$

Léger paroxysme le 30. Sulfate de quinine tous les quatre jours. A fait une légère poussée le 20.

Rechute sérieuse du 12 au 15 octobre presque subcontinue sans symptômes subjectifs.

Sulfate de quinine les 13 octobre (1 gr.), 14 et 15 (75 et 50 centigrammes), puis 1 gramme tous les quatre jours.

Sort le 28 octobre ; la mélanémie s'est considérablement atténuée.

Deuxième séjour. Rentre à l'hôpital le 2 novembre. Accès avec violents frissons au début. Anémie accentuée.

1 gramme de sulfate de quinine le 3.

Rechute le 8 en tierce. Vomissements répétés.

Sulfate de quinine le 8 (1 gr.), le 97 (5 centigrammes). Ces administrations restent sans action en raison des vomissements. On pratique alors le 11 une injection de 1 gramme de chlorhydrate neutre. Apyrexie rapide.

Sort le 14 novembre.

Hématologie :

22 septembre. 6 heures matin, apyrexie. Corps petits annulaires, non pigmentés, assez rares.

30 septembre. Midi (rechute), 38°1. Mêmes parasites et croissants, tous assez rares.

3 octobre. Apyrexie. Croissants nombreux.

23 octobre. Croissants nombreux.

11 novembre. (Rechute). Parasites petits et croissants, assez nombreux.

OBSERVATION XVII (Dr Billet).

P...., Camille, 3e chasseurs d'Afrique. Entre à l'hôpital le 26 septembre 1903, pour *embarras gastrique fébrile*, évacué du camp d'instruction de Télergma. En Algérie, depuis novembre 1900. A fait successivement les garnisons de Sétif, Constantine et de nouveau Sétif, sans indisposition d'aucune sorte, tombe malade à Télergma, pour la première fois, le 20 septembre.

Fièvre subcontinue avec toutes les allures de la fièvre typhoïde. Céphalalgie, vomissements, diarrhée. Jamais de frissons, ni de sueurs. Paroxysmes quotidiens vespéraux à l'hôpital, malgré 1 gramme de sulfate de quinine pris en ingestion les 24 et 25 à Télergma. Accès tierce, très net le 21, plus faible, le 28. Gros accès de nouveau tierce, le 30.

d'où 1 gramme de sulfate de quinine. Apyrexie le 1er octobre. Nouvelle série d'accès quotidiens du 2 au 4 inclus.

Sulfate de quinine le 3 (o gr. 75) et le 5 (1 gr.).

Apyrexie le 5. Accès léger, mais doublé le 6.

Sulfate de quinine le 7 (o gr. 75), le 8 (o gr. 5o).

Apyrexie depuis.

1 gramme de sulfate de quinine le 12.

Séro-diagnostic négatif le 26 septembre et le 6 octobre.

Les accès ont bien eu le même caractère sans frissons, sans sueurs, avec troubles gastriques prédominants.

Le malade sort le 15 octobre.

Hématologie. — 3o septembre, 9 heures matin, 37°5. Corps petits, annulaires, rares. Croissants, à dater du 14 octobre (rares).

OBSERVATION XVIII (personnelle).

R..., Emile, 8ᵉ compagnie de remonte, vingt-quatre ans. En Algérie, depuis le 23 novembre 1901. Entre à l'hôpital le 28 juin 1904, pour paludisme. Aucune maladie antérieure. A fait la station de monte d'Aïn-Fakroun, de février à juin 1903, sans être malade. Reste, de février à juin 1904, à la station d'Aïn-Fesguia, localité palustre. Est tombé malade le 26 juin, pris de céphalée, fièvre et fatigue générale. Cet état persiste le 27. Le 28, il se fait porter malade et est évacué de suite à l'hôpital.

Premier accès net le 28, de 10 heures du matin à 6 heures du matin, le lendemain 29. La durée de l'accès est de dix-huit à vingt heures. Pas de frissons, pas de sueurs. Céphalalgie et abattement pendant toute la durée de l'accès. Douleur constrictive précordiale. Coliques sans diarrhée. Légère rémission de 6 heures à midi, le 29. Reprise à partir de midi. Premier paroxysme à 11 heures du soir (40 degrés). Légère rémission à 3 heures du matin, le 3o. Deuxième paroxysme à midi (40°4). Chute lente et complète à 9 heures du soir, soit en tout accès double, à paroxysme tierce, ayant duré trente-six heures. Pas de frissons, pas de sueurs; céphalalgie et courbature prononcées; abattement; anorexie; soif ardente; anxiété précordiale; légères coliques pendant la nuit du 30 juin au 1ᵉʳ juillet.

La malade n'a pas pris de quinine avant son entrée à l'hôpital. On donne 1 gramme de chlorhydrate neutre de quinine, en injection sous-cutanée le 30, à 10 heures du matin. Apyrexie et rémission toute la journée du 1ᵉʳ juillet. Reprise le 2. Léger accès ayant duré de 5 heures du matin à 5 heures du soir. Paroxysme à 8 heures du matin. Pas de frisson, ni de sueurs; pas même de céphalalgie. On donne 1 gramme de sulfate de quinine en cachet à 9 heures du matin. Nouvelle reprise le 3 juillet, à 1 heure du soir. Paroxysme de 7 heures à 9 heures (40°2). Pas de frissons; céphalalgie intense, constriction précordiale. Chute lente, sans sueurs, complète seulement le lendemain 4 à 8 heures du soir. La durée de l'accès a été de trente-deux heures. Injection de chlorhydrate neutre de quinine le 4, à 9 heures du matin. (On avait donné encore 1 gramme de sulfate de quinine le 3, au matin.) Il a donc fallu 4 grammes de quinine pour amener l'apyrexie. Celle-ci est atteinte le 5. Le malade présente une mélanémie assez accentuée; pas de splénomégalie; fatigue prononcée; tendance aux vertiges. Commence à s'alimenter le 6, se lève le 9.

Nouvel accès le 17, qui dure jusqu'au 21. Premier paroxysme le 17, à 6 heures du soir; deuxième le 18, à 4 heures du soir (40 degrés). Entre ces deux paroxysmes, la température reste très élevée, ne présentant que de courtes et très légères rémissions (la plus accusée a été 39°2 le 18, à 10 heures du matin). Rémission complète, mais de courte durée, le 19, à 10 heures du matin. On administre 1 gramme de sulfate de quinine à 10 heures. Nouvelle ascension dans l'après-midi. Maximum, 39 degrés à 7 heures. Rémission complète encore le 20, à 8 heures du matin. Le malade prend 1 gramme de sulfate de quinine. Reprise à

9 heures; paroxysme à 2 heures, 38°5. La température décroît pendant la nuit et l'apyrexie est atteinte le 21. Pendant tout ce long accès, le malade a présenté les mêmes symptômes décrits plus haut.

Nouvel accès du 13 au 15 août, identique à ceux observés antérieurement. La mélanémie s'accentue. Le 20 septembre, malgré 1 gramme de quinine pris le 30 août, on observe un nouvel accès ne s'accompagnant ni de frissons, ni de sueurs, mais seulement d'une forte céphalée. Apyrexie le 3. Nouvel accès très nettement tierce le 4, malgré 1 gramme de quinine administré le 3. Maximum, 39°5, à 9 heures du soir. Pour la première fois, on constate des frissons légers et des sueurs à la chute. L'apyrexie est atteinte le 5. On donne ce même jour, 75 centigrammes de sulfate de quinine, puis 1 gramme tous les quatre jours, à partir du 8. Le malade sort de l'hôpital le 21 septembre, atteint de mélanémie et de splénomégalie accentuées.

Hématologie. — Sang pris le 29 juin, à 6 heures du matin. Température, 37°5. Parasites petits, annulaires, non pigmentés, très nombreux (2 à 3 par champ de microscope) ; un certain nombre sont simplement accolés aux globules. Quelques globules renferment plusieurs parasites à la fois.

Les parasites persistent du 1er juillet au 4 et ne disparaissent qu'après la troisième injection de quinine le 5.

Apparition des croissants le 11 juillet, ils sont assez rares. Les corps annulaires, petits, réapparaissent à chaque rechute. Les croissants persistent pendant les périodes d'apyrexie intercalaires.

OBSERVATION XIX (personnelle).

C....Jean, 13e d'artillerie, vingt-deux ans. Entre à l'hôpital le 2 août 1904 pour fièvre. En Algérie depuis novembre 1903. A toujours été caserné au Camp des Oliviers où règne le paludisme. Malade depuis le 31 juillet, début brusque. Exempt de service le 1er août. Envoyé à l'hôpital d'urgence avec le diagnostic de fièvre, le 2 août, à la suite de symptômes gastro-intestinaux : diarrhée, vomissements, etc... A son entrée, il présente une fièvre subcontinue avec paroxysmes tierces très nets dans la nuit (40 degrés à minuit le 2 ; 40°3 à minuit le 4) (Voir courbe 9, p. 75). Rémission complète le 2 à 3 heures du soir. Gros accès triplé, le 4, avec paroxysmes dont le plus fort, primordial, à minuit, le 4. Pas de frissons, céphalalgie violente, prostration, loquacité, état saburral prononcé, diarrhée abondante et vomissements bilieux répétés. Ballonnement du ventre, gargouillement dans la fosse iliaque droite, anorexie, épistaxis le 4 ; soif intense, légère splénomégalie (8 centimètres sur 10) ; séro-diagnostic négatif ; on administre 1 gramme de chlorhydrate neutre en injection sous-cutanée, le 3, puis le 4. On note un accès avorté le 5. Le malade a un teint vultueux qui masque la mélanémie, mais celle-ci commence à apparaître le 10. Pas de splénomégalie bien nette. Sort le 18 août 1904.

Hématologie. — 2 août, 10 heures du matin, température 39°2. Parasites petits, annulaires, non pigmentés, 5 et plus par champ de microscope. Un grand nombre sont accolés aux globules, et on en constate quelquefois deux et trois par globule.

Disparition des parasites annulaires actifs le 7 août. Apparition des croissants le 12. Existent encore assez nombreux à la sortie.

OBSERVATION XX (personnelle).

L... Louis, 3e tirailleurs, vingt-deux ans. En Algérie depuis novembre 1900. A fait successivement les détachements de Milah et Djdijelli (1901). Bougie et Soukaras (1902). A Constantine depuis la fin de 1902. Aucune atteinte antérieure de paludisme. Occupé au polygone et attaché au matériel des cibles du 3ᵉ tirailleurs depuis janvier 1904. (On constate, chaque année, au polygone, de nombreux cas de malaria). Tombe malade brusquement le 10 août ; céphalalgie, fièvre, fatigue générale. L'état s'aggrave le 11, et le malade est évacué le 12 sur l'hôpital pour *courbature fébrile*.

Arrive dans un état demi-comateux. Gros accès subcontinu du 12 au 14. Paroxysmes tierces très nets dans la nuit des 12 et 14. Très légère rémission incomplète le 12. Phénomènes typhoïdes, pernicieux, très graves ; stupeur, abattement, prostration, langue fuligineuse et tremblotante ; ni diarrhée, ni vomissements ; diarrhée, soif ardente ; enfin, délire dans la nuit du 13 au 14, et aphasie très nette qui dure toute la journée du 13 au 14, sans amnésie ni perte de connaissance. Quand on adresse la parole au malade, il lui est impossible de prononcer toutes les lettres de chaque mot d'une seule émission de voix, il répète plusieurs fois chaque syllabe et ne peut dire en entier le mot énoncé. L'émission des mots demande chez lui un véritable effort. On constate encore une anesthésie très marquée dans les deux membres inférieurs et de la difficulté des mouvements dans ces membres. Le séro-diagnostic est négatif.

On pratique deux injections de 1 gramme de chlorhydrate neutre de quinine le 13 et le 14. Apyrexie le 15, mais il existe encore de la difficulté de la parole ; reprise les 16 et 17. Mélanémie assez accentuée d'emblée avec mégalosplénie (10 centimètres sur 12). Vertiges dans la station debout. Difficulté de la marche. L'état s'améliore peu à peu. Le malade est complètement rétabli le 30 août. Il prend 1 gramme de sulfate de quinine tous les quatre jours depuis le 18, comme traitement préventif des rechutes. On note encore de la mélanémie. Le traitement réparateur par le cacodylate de soude en injections sous-cutanées de 10 centigrammes est institué à partir du 31. Les injections sont faites tous les cinq jours. Le séro-diagnostic refait le 31 est négatif.

Malgré le traitement préventif des rechutes régulièrement suivi et dont la dernière dose de sulfate de quinine remonte au 12 septembre, nouvel accès le 15. Frissons violents au début, céphalalgie intense, grande lassitude. Paroxysme à 2 heures du soir (40°3). Défervescence accompagnée de sueurs profuses. La céphalalgie disparaît vers 4 heures du soir. Apyrexie le 16, à 6 heures du matin. On administre, à 9 heures, 1 gramme de sulfate de quinine. Nouvel accès dans l'après-midi ; la température atteint son maximum à 6 heures et descend pendant la nuit, sans, toutefois, atteindre la normale, 37°1 à 6 heures du matin le 17. Le malade ressent le début d'un nouvel accès : céphalalgie, légers frissons, grande lassitude. Il prend 1 gramme de sulfate de quinine à 9 heures, et, malgré cela, fait un gros accès : violents frissons, céphalalgie intense, vomissements répétés. La température atteignait 40°2 à 11 heures du matin. Une légère et fugace rémission se produisit l'après-midi, mais comme la température atteignait 39°4 à 4 heures, on pratique une injection sous-cutanée de 1 gramme de chlorhydrate neutre de quinine. La défervescence survient alors accompagnée de sueurs profuses. Nouveaux accès, mais bien moins forts les 18, 19 et 20. Ils sont marqués par de violents frissons au début, de la céphalalgie et des sueurs à la chute de la température. Le malade prend 1 gramme de sulfate de quinine le 20. A la suite de l'accès du 20, la température oscille toute la journée du 21 entre 37 et 38 degrés. L'apyrexie n'est réellement définitivement obtenue que le 22 à 9 heures du matin. Le malade se remet lentement. Il présente une mélanémie peu accusée. La rate n'est que légèrement hypertrophiée. Sort le 1er octobre 1904.

Hématologie. — Examen du sang pris le 12 août en plein accès. Parasites petits, annulaires, non pigmentés, nombreux. On en trouve de 1 à 3 par champ de microscope.

Ils disparaissent le 15 à la suite des deux injections du 13 et du 14.

Croissants dans le sang le 27 et le 29 août.

Observation XXI (personnelle).

D..., Jean, 13ᵉ d'artillerie, vingt-deux ans. En Algérie depuis novembre 1903. Entre à l'hôpital, le 13 août 1904, pour fièvre. Caserné au camp des Oliviers depuis l'incorporation. Pas de paludisme antérieur. Tombe malade brusquement le 11 août : vertiges ; céphalalgie ; abattement ; température élevée (39°6 à 5 heures du soir). Prend 1 gramme de sulfate de quinine le 12. La fièvre persistant, il entre à l'infirmerie et est évacué sur l'hôpital où il présente du 13 au 16 deux gros accès doubles ayant eu chacun une durée de trente-six heures (V. courbe 2, p. 75). Pas de frissons ; pas de sueurs. Symptômes infectieux : abattement, prostration, vertiges ; embarras de la parole manifeste. Epistaxis le 15 ; anorexie, soif ardente ; langue saburrale ; ni diarrhée ni vomissements ; visage vultueux. Séro-diagnostic négatif.

Deux injections de chlorhydrate de quinine les 14 et 16 à 9 heures du matin. Apyrexie le 17, mais il persiste encore des vertiges dans la station debout et une fatigue prononcée. La parole est encore légèrement hésitante. La mélanémie commence à apparaître aux tempes.

Le traitement préventif des rechutes est suivi régulièrement depuis le 16.

Le 27, malgré la dernière administration de sulfate de quinine qui remonte au 24, le malade présente un nouvel accès. Paroxysme à minuit (39°8) ; pas de frissons ni de sueurs ; légère céphalalgie. Le malade prend 1 gramme de sulfate de quinine le 28. L'apyrexie se maintient ; on note cependant une fatigue générale et une mélanémie accentuée.

Le traitement réparateur par le cacodylate de soude est institué à partir du 31 août. Le séro-diagnostic reste négatif.

Nouvel accès le 4 septembre malgré le sulfate de quinine

administré le 1er. Accès léger ayant duré de 10 heures du matin à minuit, pendant lequel on ne note que de la céphalalgie. Mélanémie plus accentuée consécutive. Gros accès le 5 sur lequel 1 gramme de sulfate de quinine reste sans action. Paroxysme à 4 heures du soir (40°5). Grande fatigue, mélanémie toujours plus accentuée.

La température reste subcontinue pendant toute la journée du 6 avec paroxysme à 6 heures du soir (39°4). La défervescence ne survient que dans la nuit ; elle est complète le 7, à 9 heures du matin. On donne 1 gramme de sulfate de quinine. Malgré cela, nouveau petit accès (38 degrés à 4 heures du soir). Défervescence pendant la nuit et nouvel accès le 8 (39°1 à 4 heures du soir). Apyrexie le 9.

Le malade prend 0 gr. 75 de sulfate de quinine. On constate les 10, 12, 14 et 16 de très légers accès tierces à température peu élevée, marqués seulement par de la céphalalgie et de la lassitude générale, sans frissons ni sueurs. On continue les 12 et 16 l'administration de 1 gramme de sulfate de quinine. Apyrexie définitive depuis le 16. La mélanémie s'accentue de plus en plus. La rate est notablement hypertrophiée.

Sort le 29 septembre.

Hématologie. — Examen du sang, le 14 août à 9 heures du matin : malgré 1 gramme de sulfate de quinine pris la veille de son entrée, on trouve des parasites petits, annulaires, non pigmentés, assez nombreux (2 à 3 par champ).

Disparition des parasites actifs le 17.

Croissants à dater du 22.

Réapparition des corps annulaires petits à chaque rechute, les 27 août et 4 septembre. Les croissants se retrouvent pendant les périodes d'apyrexie.

OBSERVATION XXII (personnelle).

G...., François, 13e d'artillerie, vingt-deux ans. Entre à

l'hôpital le 13 août 1904 pour fièvre. En Algérie, depuis novembre 1903. N'a jamais présenté de paludisme. Caserné au camp des Oliviers depuis son incorporation.

Tombe brusquement malade le 12 : céphalalgie, anorexie, abattement. Présente à l'hôpital un gros accès à rémission presque complète le 15 au matin. Accès très nettement tierces les 16 et 18 : (V. courbe 7, p. 75). Abattement ; prostration, hébétude, difficulté à s'exprimer et à comprendre ce qu'on lui dit ; céphalalgie intense ; pas de frissons ni de sueurs ; visage très vultueux ; anorexie ; soif ardente ; pas de diarrhée ni de vomissements. Trois injections de 1 gramme de chlorhydrate de quinine pratiquées les 14, 16 et 18 août sont nécessaires pour amener l'apyrexie. La mélanémie est déjà appréciable aux tempes le 20. Légère splénomégalie. Le malade ne se lève que le 22. On administre préventivement 1 gramme de sulfate de quinine les 22 et 26. Rechute le 27. Pas de frissons ni de sueurs. L'accès ne se traduit que par de la céphalalgie et une élévation de température (39°3 à 9 heures du soir). Il dure douze heures. Le malade se lève le 29. Mélanémie peu accentuée. Sérodiagnostic négatif à la date du 31.

Nouvel accès le 2 septembre, malgré le sulfate de quinine pris le 28 août et le 1er septembre ; 40°4 à 4 heures du soir. Pas de frissons ni de sueurs, mais seulement céphalalgie. Accès tierce avec mêmes symptômes, mais atténué, le 4. Le malade avait pris 1 gramme de sulfate de quinine le 3. L'apyrexie est atteinte le 5. On donne 0 gr. 75 de sulfate de quinine le 5, puis 1 gramme les 8 et 12. Malgré cela, nouvel accès le 15 après-midi. Paroxysme à 8 heures (39°8). Pas de frissons ; céphalalgie, lassitude générale. Défervescence accompagnée de sueurs profuses pendant la nuit. Apyrexie le 16 au matin. Mélanémie légère ; rate hypertrophiée. Le malade prend 1 gramme de sulfate de quinine. Nouvel accès dans l'après-midi, accompagné des mêmes symptômes que ceux observés la veille. Rémission incomplète le 17. On donne 1 gramme de sulfate de quinine. La température oscille autour de 38 degrés et la défervescence survient pendant la nuit accompagnée de sueurs profuses. Apyrexie complète et définitive à partir du 18. On continue le sulfate de quinine les 20, 24, 26. Le malade sort le 27.

Hématologie. — Examen du sang pris le 14 à 7 heures matin : parasites petits, annulaires, non pigmentés, nombreux (1 à 3 par champ de microscope). Ils ne disparaissent complètement que le 19, à la suite des trois injections de chlorhydrate des 14, 16 et 18.

Croissants assez rares à partir du 25.

Réapparition des corps annulaires petits, au moment des rechutes. Persistance des croissants en dehors de celles-ci.

OBSERVATION XXIII (personnelle).

C..., Fernand, 13ᵉ d'artillerie, vingt-quatre ans. En Algérie depuis novembre 1901. Pas de manifestation paludéenne antérieure. Caserné dans l'enceinte du fort de Bellevue, monte plusieurs gardes aux écuries extérieures où l'on a observé déjà de nombreux cas de paludisme. Entre à l'hôpital le 25 août 1904 pour fièvre palustre. Est tombé brusquement malade le 24 dans la soirée : céphalalgie, légers frissons, fatigue, abattement, anorexie. La température est de 40°8, à 4 heures du soir. Légère rémission le 25 au matin (38°6 à 10 heures). Le malade est évacué immédiatement sur l'hôpital, où il présente un long accès subcontinu de soixante-huit heures. Deux paroxysmes très élevés (le premier 40°6 le 25, à 9 heures du soir, le second 40°9 le 26, à midi), séparés par une très légère et très courte rémission dans la nuit du 25 (v. courbe 10, p. 75). La fièvre se maintient encore vers 39 degrés toute la journée du 27. Rémission presque complète le 28, à 6 heures du matin. Le malade était entré le 25 août dans un état profond d'adynamie : prostration complète, stupeur, hébétude et fixité du regard, difficulté à s'exprimer, anxiété profonde, céphalalgie occipito-frontale intense, ballonnement du ventre, gargouillement, mais sans localisation spéciale dans la fosse iliaque droite ; anorexie, langue saburrale, presque fuligineuse, fétidité de l'haleine, soif ardente, pas de diarrhée. Épistaxis répétées dans la nuit du 26 au 27 et dans la journée du 27 ; plusieurs vomissements bilieux et alimentaires : le malade rejette le lait et tous les liquides qu'il prend malgré que ceux-ci soient glacés. Courbature généralisée et rachialgie très prononcée qui empêche presque le malade de se mouvoir. Vertiges au moindre mouvement. Séro-diagnostic négatif le 25. Pas de taches rosées. Cet état demi-comateux et alarmant s'accentue le 26. On pratique alors une injection de 1 gr. 50 de chlorhydrate neutre de quinine à 9 heures du matin. Malgré cela, il existe encore le 27 de l'abattement et un état saburral très prononcé. Les épistaxis continuent, les vomissements ont cessé. Nouvelle injection de 1 gramme de chlorhydrate de quinine. Grande amélioration le 28. Tout danger paraît conjuré. Le malade répond correctement aux questions qui lui sont posées. Il est encore très fatigué et ne peut guère se mouvoir. Vertiges au moindre mouvement. Le visage qui était vultueux et congestionné le 25, montre déjà aux tempes un début de mélanémie assez accentué. Légère splénomégalie $\left(\dfrac{7 \text{ cm.}}{8 \text{ cm.}}\right)$.

Apyrexie le 29. On note encore un léger degré de prostration et des vertiges dans la station debout. La langue est dépouillée et humide : un peu d'anorexie. Légère rechute dans la nuit du 29 au 30. Légers frissons au début, céphalalgie, sueurs peu abondantes à la chute de la température. Le malade prend 1 gramme de sulfate de quinine.

Il y a encore des vertiges et de l'anorexie, le foie est hypertrophié, déborde de trois travers de doigt les fausses côtes. La rate est normale, légère céphalalgie. On prescrit 10 grammes de sulfate de magnésie ; apyrexie complète le 31. Les vertiges persistent ainsi que l'anorexie.

On commence le traitement réparateur par le cacodylate de soude en injections sous-cutanées. Le séro-diagnostic est encore négatif. Les vertiges et l'anorexie s'atténuent peu à peu les jours suivants. Le malade s'alimente normalement à partir du 3 et se lève à partir du 5. La mélanémie s'accentue. Bien que le traitement préventif des rechutes ait été régulièrement suivi à partir du 30 août, que la dernière administration de quinine date du 20 septembre, rechute le 21 marquée par de violents frissons, de la courbature généralisée et une céphalalgie intense. Paroxysme à 6 heures du soir, 39 degrés. Défervescence pendant la nuit, accompagnée de sueurs profuses.

Apyrexie le 22 au matin, le malade prend 1 gramme de sulfate de quinine. L'après-midi, et malgré que la température n'ait pas dépassé 37°2, le malade a ressenti de légers frissons, un peu de céphalalgie et des sueurs pendant la nuit. De même, le 23, où le maximum de la température fut de 37°4 à midi. Apyrexie depuis le 24. On donne 1 gramme de sulfate de quinine les 24 et 26. Le malade sort de l'hôpital le 27.

Hématologie : Examen du sang pris le 26 août à 8 heures du matin.

Parasites annulaires, petits, non pigmentés, nombreux.

On en trouve deux à trois par champ de microscope.

Le 27, malgré l'injection de 1 gr. 50 de chlorhydrate de quinine du 26, on trouve encore beaucoup de parasites actifs.

Plus de parasites le 28. On note de la mononucléose 57 pour 100, dont 11 grands mononucléaires.

Croissants à partir du 31 août.

OBSERVATION XIV (personnelle).

P.... Jean, 13e d'artillerie, vingt-trois ans. Entre à l'hôpital le 25 août 1904 pour fièvre palustre.

Pas d'atteinte antérieure de paludisme. Caserné dans l'enceinte du fort de Bellevue, monte plusieurs gardes de nuit aux écuries extérieurs de ce fort. Tombe brusquement malade le 24 au matin.

Céphalalgie, anorexie, point de frissons, sensation de chaleur immédiate, 40°2, à 2 heures du soir : fatigue générale, nuit agitée. Se présente à la visite le 25 et, comme la température est à 39°7, il est immédiatement évacué sur l'hôpital. Il présente alors une fièvre continue à trois paroxysmes séparés par de légères rémissions (v. courbe 1, p. 75). La défervescence ne commence que le 26 à 2 heures du soir et est accompagnée de sueurs profuses. L'apyrexie est complète le 27 à 8 heures du matin. Pendant ce long accès qui a duré quarante-quatre heures, on a pu constater nettement des symptômes infectieux à allure typhoïde : abattement, anxiété, céphalalgie occipito-frontale intense ; ventre douloureux à la pression, ballonné, mais sans gargouillement ; anorexie, langue très saburrale, légère bronchite avec toux spasmodique s'exagérant au moment des paroxysmes ; séro-diagnostic négatif le 25 ; pas de taches rosées. On injecte sous la peau 1 gramme de chlorhydrate neutre de quinine le 26 à 9 heures du matin. Sédation des accidents infectieux le 27 dans la soirée. Le malade commence à s'alimenter le 28. On prescrit 1 gramme de sulfate de quinine.

Accès nettement tierce le 28, ayant duré douze heures. Paroxysme à 9 heures du soir (39°8). Le malade n'a présenté que des sueurs à la défervescence ; pas de frissons ni de céphalée ; apyrexie le 29. La mélanémie est déjà apparente aux tempes, la rate est légèrement hypertrophiée. L'état général est bon. On continue l'alimentation. Le malade se lève le 30. Le traitement réparateur par le cacodylate de soude est institué à partir du 31. Séro-diagnostic négatif pour la deuxième fois. On administre préventivement 1 gramme de chlorhydrate de quinine à partir du 1er septembre. Rechute le 13, malgré la dernière administration

A. D.

4

de quinine qui remonte au 12 : pas de frissons, forte céphalalgie, lassitude générale; paroxysme à 4 heures de l'après-midi (40°2), chute accompagnée de légères sueurs pendant la nuit. Nouvel accès le 14, après quelques heures d'apyrexie.

Paroxysme à 9 heures (40° 2): légers frissons, céphalalgie intense, sueurs profuses qui accompagnent la chute de la température. Nouvel accès encore le 15, marqué par de légers frissons au début; céphalalgie ; vomissements à quatre ou cinq reprises. La température a atteint son maximum à 4 heures du soir (40°4). Chute pendant la nuit, accompagnée de sueurs profuses. Apyrexie le 16 au matin. On pratique une injection de 1 gramme de chlorhydrate de quinine à 9 heures, L'apyrexie se maintient; le malade se lève le 17. On continue les 20 et 24 l'administration de 1 gramme de sulfate de quinine.

Sort le 25.

Hématologie. — Le 25 et le 26 : nombreux parasites annulaires, petits, non pigmentés.

Disparition le 27.

Formule hémoleucocytaire. — Mononucléose : 87 pour 100 se décomposant ainsi :

Grands mononucléaires 13 ;

Petits mononucléaires 46 ;

Mononucléaires intermédiaires 8.

Observation XXV (personnelle).

B... Pierre, 13ᵉ d'artillerie. En Algérie depuis novembre 1903. Entre à l'hôpital le 26 août 1904, pour fièvre palustre. Caserné depuis l'incorporation au camp des Oliviers, localité palustre. Première atteinte le 1ᵉʳ août. Quatre accès successifs qui nécessitent son entrée à l'infirmerie du corps du 1ᵉʳ au 10 août. Rechute pour laquelle il est envoyé à l'hôpital. Trois accès quotidiens, en réalité double tierces les 25, 26 et 27 août. Accès francs avec frissons violents au début et sueurs profuses à la chute de la température. L'accès du 26 ne présente guère comme symptômes anormaux qu'une violente douleur localisée au niveau de la rate près du bord des fausses côtes. Il existe, en effet, une splénomégalie à un degré assez accentué $\left(\dfrac{10 \text{ cm.}}{8 \text{ cm.}}\right)$. L'accès du 27 au contraire est caractérisé par des phénomènes infectieux manifestes: céphalalgie intense, vomissements; pas de diarrhée, langue très saburrale et épistaxis répétées. On administre 1 gramme de sulfate de quinine en cachet le 27 et le 28. Apyrexie à dater du 28, mais le malade est long à se rétablir. La névralgie splénique subsiste toujours et surtout on observe un degré déjà très prononcé de mélanémie qui s'accentue les jours suivants. La rate est hypertrophiée $\left(\dfrac{10 \text{ cm.}}{12 \text{ cm.}}\right)$.

On commence le traitement préventif des rechutes le 1er septembre ainsi que le traitement réparateur par le cacodylate de soude. Le séro-diagnostic est négatif. Le malade s'alimente et se lève mais accuse encore une grande faiblesse. Il sort de l'hôpital, guéri, le 22 septembre.

Hématologie. — Examen du sang pris le 26 : Gros parasites de la tierce confirmée (v. fig. 3).

Pas de croissants consécutifs.

OBSERVATION XXVI (personnelle).

N... Léon, 13e d'artillerie. Entre à l'hôpital le 24 août 1904 pour fièvre. Caserné depuis son incorporation dans l'enceinte du fort de Bellevue (où cette année pour la première fois. M. le Médecin-major Billet a recueilli des Anophèles); a en outre monté plusieurs gardes aux écuries extérieures du fort où les anophèles pullulent. Aucune atteinte antérieure de paludisme. Le malade aurait ressenti pour la première fois la fièvre vers le 10 août. Il prétend

avoir eu une température assez élevée (entre 38° et 38°5) ;
pas de frissons, mais sueurs tous les matins et céphalalgie
assez forte. Continue néanmoins son service et ne se fait
porter malade que le 22, en raison d'une céphalalgie persistante et très pénible ; est évacué sur l'hôpital le 24,
après une journée passée à l'infirmerie. Il présente alors
des symptômes typhoïdes des plus caractérisés : céphalalgie intense, abattement, prostration, anorexie, soif ardente,
langue très saburrale, diarrhée et gargouillement dans la
fosse iliaque droite, épistaxis le 26 ; pas de taches rosées ;
pas de frissons à aucun moment de la période fébrile ; légères sueurs, le 24 dans la soirée ; toux spasmodique sans
lésion, pendant les paroxysmes. Température subcontinue
du 24 au 27 avec deux paroxysmes : le premier (40°6) le
24 à 4 heures du soir, le deuxième (39°4) le 25 à midi. Une
rémission fugace les sépare. Le séro-diagnostic est négatif
le 24 août et le 1er septembre.

On pratique une injection de 1 gramme de chlorhydrate
neutre de quinine le 25 et le 26 à 9 heures du matin. Apyrexie à dater du 27 ; peu de mélanémie ; rate presque
normale.

Le malade se rétablit assez rapidement : il prend préventivement 1 gramme de quinine tous les quatre jours. Sort le
6 septembre.

Deuxième séjour. — Rentre de nouveau le 17. A présenté le 14 un accès marqué par de gros frissons au début ;
céphalalgie ; courbature générale ; nausées ; diarrhée ;
sueurs abondantes à la chute de la température. On administre de la quinine le 16. A son entrée à l'hôpital, le malade
présentait les mêmes symptômes que ceux qu'il avait présentés au corps : frissons ; violente céphalée ; diarrhée ;
sueurs à la chute de la température. Long accès à deux
paroxysmes séparés par une rémission incomplète et fugace
le 17. Apyrexie le 18 au matin. Mégalosplénie accentuée ;
pas de mélanémie. Le malade se remet assez rapidement et
sort de l'hôpital le 25.

Hématologie. — Examen du sang pris le 24 août : parasites petits, annulaires, non pigmentés.

Persistent encore le 26 malgré l'injection de quinine du 25 ; ne disparaissent que le 27 après celle du 26.

Le malade présente, à dater du 1er septembre, une mononucléose abondante : trois mononucléaires par champ de microscope.

OBSERVATION XXVII (personnelle).

C... Pierre, 13e d'artillerie, vingt-trois ans. Campe depuis huit jours avec sa batterie sur le plateau salubre du Mansourah ; caserné primitivement au Camp des Oliviers où sévit l'endémie palustre.

Aucune atteinte antérieure de paludisme. S'est senti brusquement malade le 3 vers trois heures de l'après-midi : céphalalgie ; sensation de chaleur immédiate ; pas de frissons ni de sueurs. Se fait porter malade le 4 ; entre à l'infirmerie ; est évacué sur l'hôpital sans avoir pris de quinine le 5. Il présente un gros accès de cinquante heures de durée, du 5, à 10 heures du matin, au 7, à midi (V. courbe 6, p. 75). Deux paroxysmes séparés par une légère rémission : le premier, le 5, à 4 heures du soir (40°2), le second, le 6, à 9 heures du matin (40°2). Une injection de 1 gramme de chlorhydrate neutre de quinine est pratiquée le 6, à 9 heures du matin. L'apyrexie est atteinte le 7 à midi, mais ne se maintient pas. La température remonte l'après-midi. Paroxysme tierce le 8 à 6 heures du matin (39°5). On prescrit 1 gramme de sulfate de quinine à 9 heures. La défervescence se produit, et l'apyrexie est atteinte à 9 heures du matin le 9. Les symptômes qui accompagnaient cette fièvre étaient nettement des symptômes typhoïdes : pas de frissons ; pas de sueurs ; céphalalgie intense ; soif ardente ; anorexie ; langue saburrale, presque fuligineuse ; constipation ; abdomen ballonné ; gargouillement dans la fosse iliaque droite ; vomissements répétés le 5 et le 6 ; insomnie ; agitation ; parole précipitée. Le teint est vultueux ; épistaxis légère le 8 au matin. La rate est légèrement hypertrophiée. Séro-diagnostic négatif à la date du 6. Rechute le 10. Accès très nettement tierce marqué simplement par de la céphalalgie et une grande lassitude, sans frissons, ni sueurs. Paroxysme (38°9) à midi. Apyrexie complète et définitive le 11 à 6 heures du matin. La rate est toujours un peu hypertro-phiée. On note, aux tempes, un début de mélanémie. Le traitement préventif des rechutes est régulièrement suivi à partir du 11. Le malade sort de l'hôpital le 23 septembre.

Hématologie. — 6 septembre, 9 heures matin : parasites petits, annulaires, non pigmentés, nombreux (3 à 4 par champ).

Observation XXVIII (personnelle).

B... Joseph, 3e chasseurs d'Afrique, vingt-trois ans. Entre à l'hôpital le 11 septembre 1904 pour *embarras gas-trique fébrile*. En Algérie depuis novembre 1901. N'a pas eu d'atteinte antérieure de paludisme. Fièvre typhoïde vers l'âge de six ans. Etait logé dans une écurie où précédem-ment se sont produits deux cas de fièvre typhoïde dont un mortel. Tombe brusquement malade dans la nuit du 9 au 10. Il s'est réveillé à deux reprises en proie à de violents fris-sons. Reste malade pendant toute la journée du 10 : vio-lente céphalée ; anorexie ; soif ardente ; épistaxis le 11 au matin. Se présente le 11 à la visite et est envoyé à l'hôpital.

Le malade est dans un état d'adynamie très prononcé. Facies vultueux ; céphalée violente ; langue fuligineuse ; légère diarrhée ; pas de vomissements ; anorexie ; soif ar-dente ; rate hypertrophiée et très douloureuse ; pouls dicrote ; nombreux râles de bronchite ; pas de taches rosées. La tempé-rature affecte très nettement le type subcontinu (V. courbe 4, p. 75). 39 degrés à l'entrée, légère rémission le 12 au matin, puis nouvelle ascension à 39°4 (4 heures du soir).

On pratique alors une injection de 1 gramme de chlorhydrate neutre de quinine. Le 13, une tendance à la défervescence semble se manifester. Le malade a eu pendant la
nuit des sueurs profuses. Il prend 1 gramme de sulfate de
quinine en cachet. Cependant la température remonte à partir de 9 heures du matin (maximum 38°,7 à 2 heures de
l'après-midi). Céphalée intense sans frissons. L'état typhoïde est aussi marqué que les jours précédents. Défervescence à partir de 2 heures; l'apyrexie est atteinte le 14
à 3 heures du matin (37°,1), mais une nouvelle ascension se
produit. Pas de céphalée ni de frissons. Le malade prend
1 gramme de sulfate de quinine à 9 heures. La température présente alors trois paroxysmes (un à midi : 38°,2 ; un
à 8 heures : 38°,5 ; un à 3 heures du matin le 15 : 38°,7)
séparés par de légères et fugaces rémissions. Chute de la
température à partir de 3 heures avec légères sueurs. Apyrexie à 8 heures du matin le 15. Grande amélioration.
L'état typhoïde a presque disparu. Pas de céphalée, pas de
colique; encore légère diarrhée. La langue est saburrale ;
la rate hypertrophiée, peu douloureuse ; toux et expectora_
tion légères ; encore de nombreux râles sibilants. Le séro_
diagnostic est négatif. On administre 1 gramme de sulfate
de quinine. Malgré cela, on note un nouvel accès dans
l'après-midi (38°,2 à 6 heures du soir) ; légère rémission à
3 heures du matin le 16, et nouvel accès (38°,3 à midi) malgré 1 gramme de sulfate de quinine pris à 9 heures du
matin. Ces accès n'étaient marqués que par un peu de lassitude générale et une légère céphalalgie. Pas de frissons ;
sueurs à la chute de la température.

Apyrexie le 17 au matin. Un nouveau et léger accès survient l'après-midi. La température ne s'élève pas au-dessous
de 38 degrés. Céphalée légère, pas de frissons, sueurs pendant la nuit. Apyrexie le 18. On note un début de mélanémie aux tempes ; la rate est peu hypertrophiée. Le malade
s'alimente normalement et se lève à partir du 20.

Rechute le 23. Violents frissons ; céphalalgie intense ;

courbature générale très marquée ; langue saburrale ; forte diarrhée ; pas de vomissements ; pas d'épistaxis. La température atteint 39°,6 à 4 heures du soir. Rémission accom·pagnée de sueurs profuses pendant la nuit. Nouvel accès le 24 au matin (39°,8 à midi). Les symptômes sont les mêmes que la veille. On administre 1 gramme de sulfate de sulfate de quinine à 9 heures. Rémission pendant la nuit (38°, 2 à 6 heures du matin) puis nouvelle ascension. On administre 1 gramme de sulfate de quinine en solution à 9 heures. La défervescence se produit à partir de midi, accompagnée de sueurs profuses ; la diarrhée et la céphalalgie s'atténuent pour disparaître complètement au moment de l'apyrexie qui est définitivement atteinte le 26 à 6 heures du matin. Le malade se remet rapidement.

Sort le 4 octobre, sans splénomélagie, mais avec une mélanémie très accentuée aux tempes.

Hématologie. — Le 12, parasites petits, annulaires, non pigmentés, rares.

Le 24, nombreux parasites amiboïdes et gros de la tierce confirmée. Croissants très rares.

OBSERVATION XXIX (personnelle).

T... Emile, 13ᵉ d'artillerie, neuf mois de service. Entre à l'hôpital, le 16 septembre 1904 pour *dyspepsie* (vomissements répétés, anorexie complète). En Algérie depuis novembre 1903. Comme maladie antérieure, n'a eu qu'une attaque de rhumatisme il y a deux ans. Pas de paludisme. S'est senti malade subitement le 13, pendant une manœuvre : diarrhée, vomissements incoercibles, pas de sueurs. Se présente à la visite le 14 et entre à l'infirmerie. Les symptômes restent les mêmes : diarrhée et vomissements qui empêchent le malade de s'alimenter. La température n'avait pas dépassé 37°,2. Cet état persiste le 15 et le 16 ; le malade est évacué sur l'hôpital.

Le jour de son entrée, il est pris de légers frissons. La température monte et atteint 39°,2 dans l'après-midi. Cette fièvre s'accompagne de céphalée, vomissements, état saburral. Sueurs pendant la nuit. La diarrhée diminue d'intensité.

La température reste élevée le 17 (39°,4 à midi). L'état typhoïdique est très net : prostration profonde, fixité du regard, céphalée violente, soif ardente, vomissements, diarrhée. Sueurs pendant la nuit où la température présente une rémission complète (36°,4 le 18 au matin). Nouvel accès le 18 suivi pendant la nuit d'une rémission identique à celle de la veille.

Le 19, on note un accès plus violent que les précédents. Il commence à midi et dure jusqu'au lendemain à la même heure. Paroxysme à minuit (40°1). Exagération manifeste de tous les symptômes précédemment constatés. On note sur l'abdomen une éruption de sudamina. Le séro-diagnostic est négatif.

On pratique, le 20, une injection de 1 gramme de chlorhydrate neutre de quinine. Apyrexie complète à midi (36°3) ; sédations de tous les symptômes.

Le 21, la température monte légèrement, atteignant 37°8. Pas de frissons ; pas de vomissements. Il n'existe que de la céphalée. On administre par la bouche 1 gramme de sulfate de quinine le 22. L'apyrexie est atteinte à midi et se maintient depuis.

Le malade se lève et s'alimente le 25. Sa rate est peu hypertrophiée. On note, aux tempes, un début de mélanémie.

Sort de l'hôpital le 2 octobre.

Hématologie. Examen du sang pris le 20 septembre, avant l'injection de quinine. Gros parasites pigmentés de la tierce confirmée.

Le 21, parasites très rares, altérés par l'injection de quinine du 20.

Observations de typho-malaria.

Les observations XXX à XXXIV inclus sont uniquement consacrées à des cas de typho-malaria.

Notre but, en ajoutant à cette étude sur le paludisme à « masque typhoïde » ces cinq observations de typho-malaria, a été d'établir la distinction qui existe entre cette *complication* du paludisme et la forme typhoïde de la malaria, complication qui est loin d'être précise dans tous les esprits et prête trop souvent à confusion.

Le paludisme à « masque typhoïde » *ne relève que de l'hématozoaire seul* et emprunte à la virulence même du parasite cet état infectieux qui lui donne l'allure typhoïde.

Dans la typho-malaria, au contraire, on voit la fièvre typhoïde avec tous ses caractères classiques, y compris la séro-réaction positive, s'installer chez un paludéen tandis que l'hématozoaire disparaît momentanément de la circulation générale. Il semble s'effacer, céder le pas à son redoutable concurrent, le bacille d'Eberth. Plus tard, lorsque le malade est convalescent de sa fièvre typhoïde, l'hématozoaire rentre en scène. sous la moindre influence, et détermine de nouveaux accès fébriles. cette fois de nature franchement et uniquement palustre, ce qui démontre l'extrême résistance de l'hématozoaire toujours prêt, à la moindre défaillance de l'organisme, à manifester son activité.

Du reste. cette disparition de l'hématozoaire dans le sang de la circulation générale au cours de la fièvre

— 63 —

typhoïde des paludéens, a déjà été constatée par M.
Laveran. M. Vincent l'aurait cependant rencontré
15 fois sur 17 cas, mais cette recherche, au dire même
du savant professeur du Val-de-Grâce, « a été souvent
très laborieuse, en raison de la rareté de ces parasites
dans le sang de la circulation générale ».

Observation XXX (Dr Billet).

F... Jacques, 13e d'artillerie. Entre à l'hôpital le 24 août
1901. Caserné au Bardo.

La maladie aurait débuté le 18 août. F... avait de la
fièvre tous les soirs. Les premiers symptômes ont été ceux
d'embarras gastrique fébrile : céphalalgie, diarrhée abondante, fatigue générale, sueurs la nuit. Pas de frissons au
début de la fièvre.

Le 25, les symptômes de fièvre typhoïde sont assez
caractérisés pour nécessiter l'évacuation du malade au service des contagieux. Céphalalgie, délire, diarrhée abondante, gargouillement, ballonnement du ventre ; taches
rosées lenticulaires sur l'abdomen et le thorax ; épistaxis.

Séro-diagnostic positif accentué le 27. *Pas d'hématozoaires.* La courbe de température est très irrégulière. Alors
qu'elle se maintenait vers 38 degrés les jours précédents,
elle monte le 27 à 39°4 et, après une rémission, à 37°9 le 28,
elle remonte à 38°9 le 29 et, le 31, à 38 degrés (v. courbe 11.
p. 75). Accès précédés de légers frissons. Enfin, le 1er septembre, apparaît dans l'après-midi un véritable accès (39°9)
non précédé de frissons. Chute dans la nuit, apyrexie presque complète le 2 septembre. L'examen hématologique
pratiqué permet de constater, pour la première fois, la présence de nombreux hématozoaires volumineux, amiboïdes
et pigmentés que l'on n'avait pas encore pu déceler jusqu'alors.

L'accentuation bien manifeste de ces accès paludéens correspond presque avec la disparition des symptômes typhoïdiques du début.

En particulier la diarrhée et les taches rosées ont complètement cessé. La langue est encore saburrale ; il existe également un peu de stupeur. C'est un cas bien net de typho-malaria.

2 grammes de sulfate de quinine dans la soirée du 2 septembre.

Apyrexie complète le matin du 3.

Disparition complète des hématozoaires le 4.

Malgré 1 gramme de sulfate de quinine le 7, nouvel accès le 9 avec réappariton des gros parasites qui disparaissent le 11.

La rate est notablement hypertrophiée, pas de douleur à la pression.

Parotidite et otite suppurées à droite le 20 septembre.

Sort le 1ᵉʳ novembre sans avoir eu d'autre rechute.

Hématologie : Absence de l'hématozoaires dans le sang périphérique du 22 août au 2 septembre.

Apparition des hématozoaires le 2 septembre.

Disparition le 4.

Réapparition des parasites le 9.

Nouvelle disparition le 11.

OBSERVATION XXXI (Dᵣ Billet).

D..., Octave, 5° escadron du train. Entre à l'hôpital le 10 octobre 1901 pour paludisme. En Algérie depuis novembre 1900. Caserné au Bardo. Part en convoi de ravitaillement le 20 septembre.

Premier accès le 22 septembre. Accès quotidien ayant nécessité une hospitalisation de quinze jours à Guelma. Sort le 8 octobre et revient à Constantine. Nouveaux accès les 9 et 10. Apyrexie les 11, 12, 13 et 14. Accès le 15 de

7 heures du matin à 4 heures du soir. C'est à Guelma que le malàde a eu l'accès le plus violent. Pas de frissons, mais sensation de refroidissement. Sueurs profuses à la chute.

Accès le 16 qui dure de 8 heures du matin jusqu'au 17 à 11 heures, avec deux paroxysmes le 16 à 10 heures du matin (40°1) et à 5 heures du soir (39°8), séparés par une légère rémission (38°4 à 3 heures du soir, voir courbe 13, p. 76). Sensation de refroidissement, vomissements bilieux, fatigue et abattements prononcés. Céphalalgie. Teinte subictérique des téguments.

Rate volumineuse $\left(\dfrac{16 \text{ cm.}}{17 \text{ cm.}}\right)$ arrondie, à relief très appréciable. Foie notablement hypertrophié.

Le 18, accès léger ayant débuté par de la fatigue générale, de l'anorexie ; état saburral, 38°6 à 9 heures du matin. Teinte jaune très prononcée de la face et des conjonctions.

Nouveaux accès le 30 (40°2) et le 31 (38°).

Sort le 12 novembre. Léger degré d'anémie colorée. Rate normale.

Deuxième séjour. Rechute le 28 novembre. Depuis sa sortie D..., a présenté trois accès le 26, le 27 (39 degrés), 28 (38 degrés). Frissons assez violents. Sueurs abondantes à la fin de l'accès. Pas de vomissements. Céphalalgie sans vertiges. Courbature prononcée. La rate mesure : $\dfrac{13 \text{ cm.}}{15 \text{ cm.}}$

Léger accès le 30. Pas de frissons : sueurs à la fin. Céphalalgie : peu de courbature. Maximum 38°5.

Accès tierce le 2 décembre. Ascension lente complète à 4 heures du soir (39°6). Sensation de froid pendant une heure environ. Sueurs abondantes la nuit. Céphalalgie : peu de courbature.

Le 3, léger accès à 37 degrés. Nausées, vomissements, céphalalgie, anorexie.

Le 25 décembre, après vingt et un jours d'apyrexie, accès double tierce avec rémission à 38 degrés le 26 à 2 heures du matin. Deux paroxysmes le 27 à 7 heures du soir (40 degrés) et le 26 à 4 heures du soir (40°2). Pas de frissons et très peu de sueurs. Céphalalgie et courbature intenses.

1 gr. 50 de sulfate de quinine le 25. La rate est hypertrophiée. Fatigue prononcée. Teint légèrement subictérique. La rémission a été courte. Nouvelle ascension à 38 degrés le 27 à 10 heures du matin. La température se maintient pendant la journée à 40°5 et à 39°6. Langue saburrale, pas de diarrhée. Rate très hypertrophiée $\left(\dfrac{15 \text{ cm.}}{18 \text{ cm.}}\right)$. Le foie déborde les fausses côtes de 4 doigts.

Injection de 1 gramme de chlorhydrate de quinine le 28. A dater de ce jour, la température prend le type continu. Des symptômes d'embarras gastrique fébrile se manifestent, langue saburrale, stupeur, gargouillement, diarrhée (4 à 5 selles), abattement, pas de vomissements.

Séro-diagnostic positif le 29. Les hématozoaires ont disparu du sang depuis la veille.

Rate hypertrophiée $\dfrac{15 \text{ cm.}}{17 \text{ cm.}}$ Foie presque normal.

Le 1er janvier, fatigue extrême, insomnie, diarrhée persistante (6 selles).

La température est à 38°5. Taches rosées assez nombreuses. Météorisme. Douleur dans la fosse iliaque droite. Ces symptômes sont encore plus caractérisés le 2. Pas de délire. Balnéation, salol, léger purgatif.

Le 3, congestion pulmonaire double.

Le 4, la température reste à 40 degrés toute la journée. Taches rosées très apparentes : prostration intense, sans délire ; pas d'épistaxis, dyspnée.

Le 5 janvier, prostration, insomnie sans délire. Diarrhée intense (6 selles).

Le pouls est à 120, dicrote. Légère myocardite. Teinte subictérique légère des téguments.

Cet état persiste le 6. La congestion pulmonaire est

intense, dicrotisme et carphologie. Dyspnée assez prononcée (52 inspirations par minute).

Langue rôtie, fendillée. Délire continuel pendant la nuit. Pouls à 130.

Quantité des urines, 1 l. 300 ; albuminurie notable. Ventre ballonné, douloureux ; les taches ont disparu.

Les symptômes s'accentuent : coma le 8, à partir de 6 heures du soir.

Décès le 9, à 1 heures du matin.

Autopsie. — Cadavre émacié. Couleur jaune terreux, surtout de la face : léger œdème périmalléolaire.

Intestin. Lésions uniquement localisées à l'intestin grêle sur une longueur d'environ 1 m. 60 au-dessus de la valvule iléo-cæcale, surtout accusées près de la valvule. Appendice complètement sain. Près de la valvule, sur une longueur de 20 centimètres, gros semis de follicules clos à tous les stades d'inflammation et d'ulcération. Les plus gros, saillants, ont le volume d'un pois. Les uns sont grisâtres, déprimés dans le centre, les autres complètement ulcérés. Dans cette portion, on voit quatre plaques de Peyer saillantes et hypertrophiées. Muqueuse hypérhemiée, surtout au voisinage des follicules clos. Pas de perforation.

Pas de liquide dans la cavité abdominale.

Ganglions mésentériques hypertrophiés. Au niveau de la valvule, ils ont les dimensions d'une noisette.

Rate. — Son poids est de 700 grammes. Aplatie. Coloration lie de vin. Elle mesure $\frac{20\ cm.}{14\ cm.}$ La capsule, à peine adhérente, se laisse déchirer facilement. Le tissu splénique est friable, mais non en bouillie. Les doigts le dépriment en laissant une empreinte. A la surface de l'organe, on constate la présence de petits kystes dont les plus gros ne dépassent pas le volume d'une tête d'épingle. Ils sont remplis d'un liquide sanguinolent On en compte 100 à 120 sur la face externe. Le frottis du tissu splénique montre une grande quantité de pigments mélaniques, mais pas d'hématozoaires.

Foie. — 2 kg. 400. Très gros. Capsule adhérente. Coloration normale. Pas de coloration macroscopique. Pigment mélanique.

Reins. — Entourés d'une atmosphère cellulo-graisseuse épaisse.

Le gauche, hypertrophié, décoloré, pèse 300 grammes. Il a 14 centimètres de longueur sur 9 centimètres de largeur. Néphrite interstitielle. La substance corticale offre 1 centimètre à 1 cm. 50 d'épaisseur. Capsule très adhérente. Le tissu crie sous le scalpel. On voit des tractus fibreux dans l'intérieur des pyramides.

Le droit pèse 270 grammes. Mêmes lésions, un peu moins accentuées. $\dfrac{\text{13 cm.}}{\text{8 cm.}}$

Poumons. — Congestion totale de la base au sommet. Hépatisation rouge.

Poids, 2 kilogrammes. Les fragments se tiennent entre deux eaux.

Léger épanchement séreux dans la plèvre.

Cœur. — 375 grammes. Flasque, notablement graisseux, fibre musculaire, décolorée, épaissie dans les ventricules (4 centimètres d'épaisseur).

Cerveau. — 1500 grammes. Dure-mère épaisse, un peu de congestion.

Liquide louche, assez abondant à la base.

Hématologie. — Du 10 octobre au 25 décembre, pendant la période uniquement palustre : parasites petits, annulaires, non pigmentés, qui se retrouvent à toutes les rechutes.

Corps en croissants nombreux dans les périodes apyrétiques intercalaires. Les hématozoaires disparaissent subitement le 20 et ne réapparaissent plus pendant toute la durée de la fièvre typhoïde.

A l'autopsie, la rate et le foie seuls renferment du pigment mélanique, témoin de la nature palustre primitive de l'affection.

Observation XXXII (Dr Billet).

S..., François, 13e d'artillerie. Entre à l'hôpital le 2 décembre 1901, au douzième jour de sa maladie, qui présente tous les symptômes de la fièvre typhoïde la mieux caractérisée. Fièvre continue avec un premier plateau entre 40 et 41 degrés, du 2 au 5 inclus, sans rémission notable, puis deuxième plateau entre 38°8 et 39°6, du 6 au 9 inclus (v. courbe 12, p. 75). Enfin, dernier plateau du 10 au 17 inclus, entre 37°5 et 38°6. Oscillations. Amphibolie seulement à ce dernier plateau. Les symptômes sont très graves, c'est une fièvre ataxo-adynamique très prononcée. Délire violent, ambulatoire dès le premier jour. Stupeur, dicrotisme du pouls, céphalalgie. Diarrhée abondante pendant la période fébrile (7 à 8 selles par jour) non hémorragiques, mais très fétides). Nombreuses taches rosées sur l'abdomen, le dos et les membres. Séro-diagnostic positif intense, le 4 décembre. A partir du 13, les symptômes ataxo-adynamiques commencent à s'effacer, ils disparaissent le 18, date à laquelle on commence à alimenter le malade. Il se lève le 26 décembre et paraît être complètement rétabli, quand brusquement, le 8 janvier, surviennent deux accès de paludisme de type tierce, avec caractères classiques : montée brusque et rapide à 40 degrés, avec frissons violents, plateau entre 40 degrés et 40°4, de 10 heures du matin à 4 heures du soir (v. courbe 12, p. 75).

Chute progressive et lente mais complète à 10 heures du soir, avec sueurs profuses. Peu de courbature, pas de céphalalgie ni d'épistaxis ; pas de diarrhée mais de légères coliques. Apyrexie complète le 9. Nouvel accès le 10, du même type que le précédent mais moins prolongé de 7 heures du matin à 3 heures du soir. Hématozoaires très nombreux de la tierce. On institue le traitement de la tierce soit 1 gr. 50 de quinine.

Pas de rechute. Sort le 18 janvier.

Le malade était entré une première fois du 4 au 9 novembre pour embarras gastrique fébrile. Pendant ce séjour, il n'a présenté à l'hôpital aucun symptôme fébrile. L'examen du sang pratiqué à la date du 9 novembre, avait montré l'existence de corps en croissants assez nombreux. Il paraît donc évident que la maladie fébrile qu'il avait présentée avant son entrée à l'hôpital a été une subcontinue palustre à forme gastro-intestinale dont les corps en croissants sont les témoins. On observe l'évolution du paludisme primaire avec ses croissants caractéristiques et, au mois de janvier, apparaît le paludisme secondaire à gros parasites pigmentés et amiboïdes. Fièvre typhoïde intercalaire.

Hématologie. — 8 janvier, hématozoaires de forme amiboïde, gros et pigmentés de la tierce.

OBSERVATION XXXIII (Dr Billet).

G... 21° section d'administration. Entre à l'hôpital le 31 octobre pour embarras gastrique fébrile, caserné au Bardo depuis son incorporation. Aucune maladie antérieure. Malade depuis le 26 octobre : fièvre quotidienne vespèrale, avec symptômes d'embarras gastrique fébrile dès le début : céphalée, prostration, gargouillement, ballonnement, diarrhée. Langue très saburrale. Le jour de son entrée accès à maximum 39 degrés à 3 heures du soir. (V. courbe 14, p. 76).

Pas de frissons ni de sueurs. La diarrhée persiste.

Etat saburral, Prostration céphalée, rachialgie. A 6 heures du matin, la température est à 38 degrés. Pas de teinte subictérique. Légère bouffisure de la face. Rate et foie peu hypertrophiés.

Les symptômes d'embarras gastriques et mêmes typhoïdes s'accentuent et dominent. Diarrhée abondante, prostration, épistaxis légères, pas de délire, gargouillement. La pression au niveau de la fosse iliaque droite est peu douloureuse. Insomnie, céphalée, langue rouge à la pointe. Grandes oscillations à rémission matinale jusqu'au 5 inclus. Séro-diagnostic négatif à deux reprises différentes, les 5 et 8.

Fièvre continue du 5 au 10 et de nouveau grandes oscillations. Pas d'hématozoaires. Le 14 novembre, la stupeur a disparu, la diarrhée persiste ; on n'a pas constaté de taches rosées.

Administration de 1 gr. 50 de sulfate de quinine les 1, 2 et 11 mais sans succès. On pose le diagnostic de typhomalaria.

Le 17 novembre, alors que le malade était en apyrexie depuis deux jours, il se produisit brusquement une élévation de température (40°6 à 4 h. du soir), sans frissons, sans refroidissement. Rémission légère le 18 au matin (39°6 à 7 h.) ; légères sueurs pendant la nuit. La diarrhée a disparu ; abattement après l'accès.

Séro-diagnostic de nouveau négatif le 14.

Nouvel accès le 18 sans frissons, sueurs la nuit : 40°2 à 4 heures.

Malgré 1 gr. 50 de sulfate de quinine donné en deux fois le 19, légère ascension à 38 degrés ce jour. Le 20, nouvelle ascension (39°6), sans frissons ni sueurs : plus de diarrhée. Le malade se plaint d'une vive douleur à la pression et au mouvement dans l'aine droite.

Nouvel accès le 23 (38°8). Apyrexie le 24. 1 gramme de sulfate de quinine dans la matinée.

Gros accès le 25 (39°6) avec légers frissons, céphalée, courbature. Chute seulement le 26 au matin sans sueurs. 1 gramme de sulfate de quinine à 8 heures du soir. La douleur dans l'aine droite est toujours très vive.

Nouveaux accès avec frissons légers les 26, 27 et 28.

Injection de chlorhydrate de quinine le 27. Les paroxysmes s'abaissent progressivement. La douleur crurale

existe toujours sans rougeur ni gonflement, phlébite pro-
bable.

Séro-diagnostic positif seulement le 28.

A part une grande faiblesse, les symptômes inquiétants
ont disparu. Plus de diarrhée, plus de céphalée ni de ballonnement.

Après une apyrexie ·de quatre jours, nouvelle série
d'accès avec frissons très nets de onze heures de durée,
les 2, 3, 5, 7 et 9. — Sulfate de quinine le 3 (1 gr. 5o) le
4 (o gr. 75), le 10 (1 gr.) Chlorhydrate neutre en injection
le 5 et le 10 (1 gr.). Légère ascension le 10 (39°4). Apyrexie depuis.

La douleur crurale s'atténue peu à peu. Anémie prononcée ; visage blafard ; rate presque normale.

Depuis le 10, prend 1 gramme de sulfate de quinine.

Le 24 décembre, l'apyrexie persiste. Léger œdème de la
face et des malléoles.

Injection de cacodylate de fer les 28 décembre, 2 janvier 7 et 11.

Sort le 11 janvier 1902.

Hématologie. — Pendant toute la durée de la période
fébrile réellement typhoïde, c'est-à-dire du 31 octobre au
25 novembre, malgré les véritables accès du 17 et du 18.
On ne trouve pas d'hématozoaires dans le sang. Ils ne font
leur apparition que le 25 après la cessation complète de
tous les symptômes typhoïdes.

Le 25, à 2 heures du soir, on constate de petits parasites
annulaires, non pigmentés, assez rares, qui disparaissent
le 27, après administration de quinine.

Le 3o novembre, apparition des croissants.

Le 2 décembre (39°3), réapparition des corps annulaires,
petits, non pigmentés.

Croissants rares jusqu'à la sortie.

Observation XXXIV (Dr Billet).

F..., Jean-Pierre, 5ᵉ escadron du train. Entre à l'hôpital le 26 septembre 1901, pour paludisme. Caserné au Bardo. Algérien, aurait eu des accès de fièvre à l'âge de sept ans. N'a plus rien ressenti depuis. Le malade dit avoir eu trois accès quotidiens de nature nettement paludéenne, du 23 au 26 septembre. La température oscillait entre 39 et 40 degrés : frissons, sueurs abondantes. Présente à son entrée des symptômes typhoïdes nets, mais assez bénins.

Séro-diagnostic positif intense le 28 septembre. Prostration, léger délire, langue fuligineuse, ballonnement, diarrhée, pas d'épistaxis. Les frissons et les sueurs disparaissent à ce moment. Fièvre continue avec rémission à peine sensible, du 26 septembre au 8 octobre (v. courbe 15, p. 76). Aggravation des symptômes le 8 : délire bruyant, taches rosées nombreuses apparaissant le 9 pour s'effacer le 15. Bronchite double le 10, congestion pulmonaire double le 14. Séro-diagnostic positif intense, pas d'hématozoaires.

Emaciation très prononcée le 17 : rate notablement hypertrophiée, déborde les fausses côtes de quatre travers de doigt. Teinte subictérique très accusée des téguments, surtout au niveau de la face et des conjonctives, depuis le début de la maladie. Pas d'albumine, pas de pigments biliaires, pas d'hypertrophie du foie. Les symptômes pulmonaires s'apaisent le 17 au soir en même temps que les taches rosées disparaissent et que la température tombe à 37°5.

Le 18, après-midi, ascension brusque à 40 degrés avec nouveaux frissons très nets ; sueurs à la chute. On constate, pour la première fois, la présence de parasites de la tierce confirmée.

Le 19, au matin, 37°3 à 9 heures. On donne 1 gramme de sulfate de quinine. Légère poussée dans la soirée. Chute complète le 20 avec disparition des hématozoaires Apyrexie depuis. Le malade s'alimente à partir du 23, se lève le 29.

Brusquement, le 9 novembre, nouvel accès franchement tierce avec frissons violents dans la matinée (40°6 à 6 heures du soir), chutes pendant la nuit avec sueurs profuses. L'apyrexie n'est atteinte que le 10, à 8 heures du matin. Céphalalgie, courbature prononcée. Ni vomissements, ni diarrhée.

Nouvel accès le 11, identique au précédent, qui se termine à 9 heures du soir. 2 grammes de sulfate de quinine à la chute. Apyrexie depuis.

Le 13 novembre, teint légèrement terreux. Tendance au vertige dès qu'il essaie de se lever. L'appétit est revenu.

Le foie et la rate sont presque normaux.

Sort le 20 novembre.

Hématologie. — Pendant toute la durée de fièvre continue, du 26 septembre au 18 octobre, pas d'hématozoaires dans le sang périphérique.

Le 18, apparition des corps amiboïdes, gros, pigmentés de la tierce confirmée.

Le 19, disparition.

Réapparition le 9 novembre.

Disparition le 11, après administration de quinine.

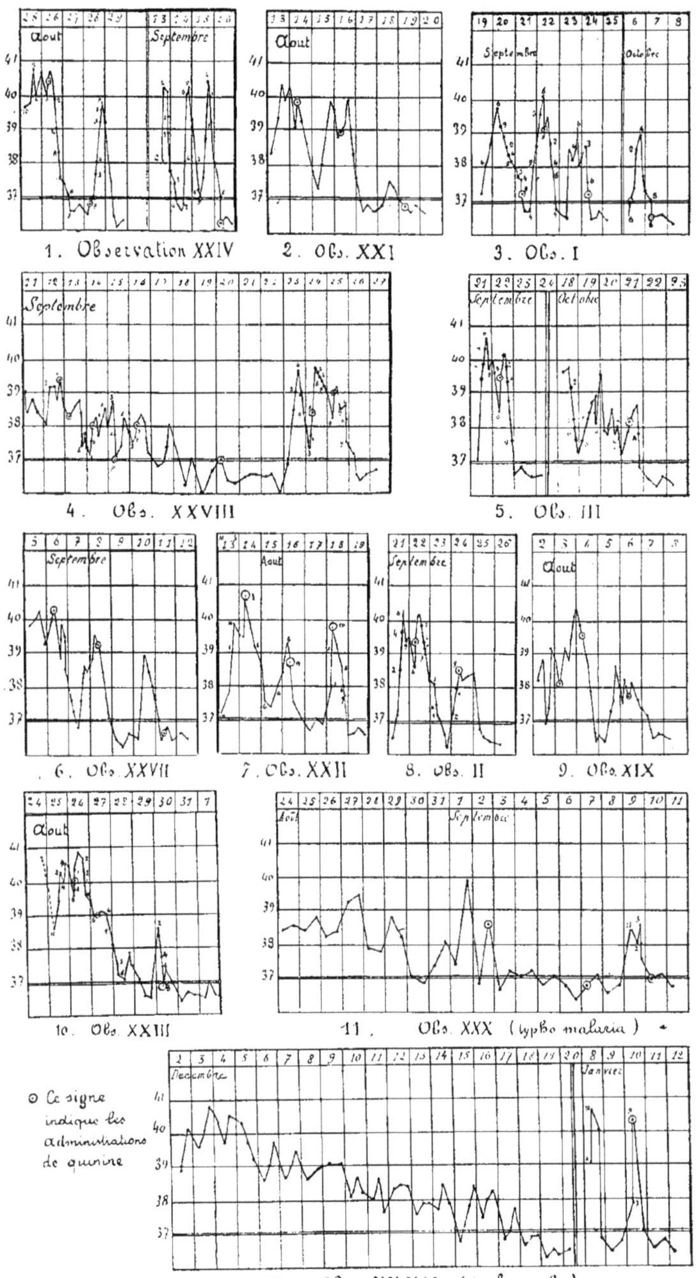

Aout
Septembre
1. Observation XXIV
Aout
2. Obs. XXI
Septembre
Octobre
3. Obs. I
Septembre
4. Obs. XXVIII
Septembre
Octobre
5. Obs. III
Septembre
6. Obs. XXVII
Aout
7. Obs. XXII
Septembre
8. Obs. II
Aout
9. Obs. XIX
Aout
10. Obs. XXIII
Aout
Septembre
11. Obs. XXX (typho malaria)
Decembre
Janvier
12. Obs. XXXII (typh.-mal.)
⊙ Ce signe
indique les
administrations
de quinine

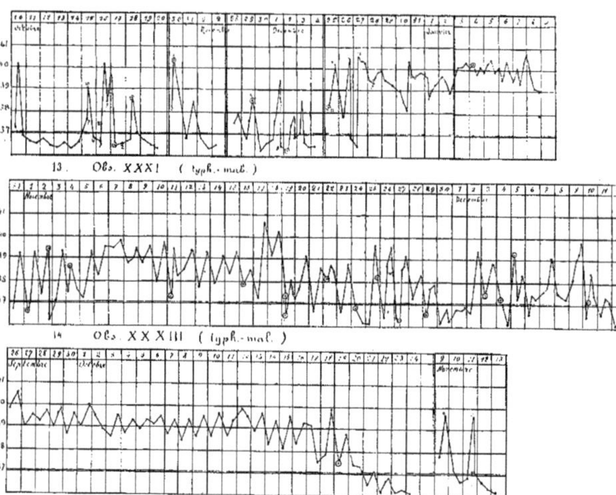

13. Obs. XXXI (typh.-mal.)

14. Obs. XXXIII (typh.-mal.)

15. Obs. XXXIV (typh.-mal)

CHAPITRE III

CONSIDÉRATIONS CLINIQUES TIRÉES DES OBSERVATIONS

A. **Etiologie**. — Les influences climatériques et
saisonnières sont importantes à considérer dans l'éclo-
sion du paludisme à masque typhoïde. En effet, cette
forme anormale ne se rencontre pas dans toutes les
régions palustres avec une égale fréquence. « Cette fièvre subcontinue ou rémittente, à forme typhoïde, in-
connue à Paris, rare même dans les pays palustres des
zones froides, est un fait si commun dans les contrées
palustres chaudes, comme l'Algérie et le midi de l'Italie,
que son existence ne saurait être révoquée en doute
(Jacquot). »

Elle est, en effet, très fréquente en Algérie. Sur
un total de 157 cas de fièvres palustres rémittentes,
MM. Kelsch et Kiener ont rencontré 54 fois la
forme typhoïde soit une moyenne de 54, 44 pour 100.

M. Billet cite le fait suivant : Une compagnie du
3ᵉ Zouaves était partie de Philippeville à destination de
Constantine où elle devait tenir garnison. Le trajet
s'était effectué en trois étapes dont la première à Saint-
Charles, localité éminemment palustre. A l'arrivée à
Constantine 21 cas de paludisme se déclarent, dont 9

revêtant le masque typhoïde (obs. I à IX) soit une moyenne de 42, 76 pour 100.

Nous avons essayé, pour notre part, d'établir une statistique des cas de paludisme à masque typhoïde qui se sont présentés cette année à Constantine pendant la partie de l'endémo-épidémie qu'il nous a été donné d'observer. Sur 70 malades qui ont été traités à l'hôpital militaire, dans le service de M. Billet, pour paludisme, pendant les mois de juillet, août et septembre, nous avons rencontré 11 fois la forme typhoïde, ce qui nous a donné comme moyenne 15, 71 pour 100.

Nous devons aussi appeler l'attention sur ce fait que c'est pendant les mois les plus chauds que l'on rencontre le plus abondamment les pseudo-fièvres typhoïdes d'origine palustre.

M. Billet les avait déjà constatées :

    1 fois en mai ;

    1 fois en juin ;

    2 fois en juillet :

    11 fois en août ;

    13 fois en septembre ;

    12 fois en octobre.

Dans les observations personnelles que nous rapportons, on peut voir que nous les avons observées :

    1 fois en juillet ;

    7 fois en août ;

    3 fois en septembre.

Nous pouvons donc conclure comme M. Billet, que « les influences météorologiques et surtout les températures élevées semblent agir puissamment dans le développement du paludisme à forme typhoïde ».

Remarquons que c'est également dans les mois les plus chauds que se manifeste l'infection palustre primaire, c'est-à-dire la première manifestation du paludisme sur un sujet antérieurement indemne. C'est, en effet, avec une fréquence peu commune que le paludisme primaire revêt le masque typhoïde. Ce fait avait été observé depuis longtemps au sujet de l'apparition des continues palustres.

Griesinger (1868) dit dans son *Traité des maladies infectieuses :* «Tandis que les indigènes ou les individus acclimatés des côtes marécageuses des tropiques ne paraissent souffrir que de la fièvre intermittente, les nouveaux arrivés et, dans certaines localités, tous ces nouveaux arrivés, sans exception, sont atteints des formes graves de la fièvre rémittente. »

Annesley et Colin ont insisté sur ce fait. En ce qui concerne l'Algérie, M. Laveran écrit que « la continue palustre n'atteint presque jamais les indigènes ni les anciens fébricitants ».

Tous ces auteurs constatent aussi que le type continu ou rémittent du début de l'infection disparaît bientôt pour faire place, au moment des rechutes, au type intermittent.

Tous ces témoignages se trouvent corroborés par les observations de paludisme à masque typhoïde que nous rapportons ; sur un total de 29 cas, nous n'avons rencontré que 5 fois le parasite caractéristique du paludisme secondaire.

B. **Symptomatologie**. — En 1890, Jacquot disait à propos de la fièvre paludéenne à masque typhoïde :

« Elle est ainsi caractérisée : stupeur, accablement général, décubitus en supination et immobilité; affaiblissement de l'intelligence qui isole à demi le malade des objets environnants, fièvre continue avec redoublements irréguliers arrivant néanmoins préférablement le soir, fuligo, subdélirium, pétéchies, voire même météorisme, diarrhée, gangrènes, râles pulmonaires. Cette forme de l'affection paludéenne peut certainement en imposer pour une dothiénentérie, mais une étude attentive des phénomènes, de leur marche, ne permet pas de persister dans une erreur contre laquelle, d'ailleurs, protestent les autopsies. »

Plus tard, le même auteur ajoute à cette symptomatologie : « Les saignements de nez chez certains sujets, le gargouillement cæcal, avec ou sans diarrhée, le râle sibilant et le gonflement de la rate. »

Voici donc bien caractérisée, dans ce tableau, l'allure typhoïde de cette forme anormale du paludisme.

Nous allons, maintenant, passer en revue les différents symptômes que nous avons observés chez nos malades.

Le premier qui doive attirer l'attention, par la grande importance qu'il a au point de vue du diagnostic, est la marche de la température.

La fièvre, dans le paludisme à masque typhoïde, affecte dans la grande majorité des cas le type subcontinu ou rémittent. Nous disons « la grande majorité des cas », car il ne faut pas croire que l'état typhoïde soit lié d'une façon absolue à ce type de fièvre; on peut le trouver associé à une forme intermittente franche de paludisme.

D'ailleurs, il est à remarquer que la continuité de la fièvre n'est qu'apparente. Une maladie comme le paludisme. dont l'intermittence est la caractéristique, ne peut pas revêtir complètement les allures d'une fièvre continue. La périodicité doit se retrouver, souvent très peu accusée, ce n'est pas douteux, mais une étude attentive de la courbe de température permet presque toujours de la déceler. M. Bard disait à ce propos en 1883 :

« Les auteurs italiens n'acceptent pas la donnée d'une fièvre continue d'origine paludéenne. Ils ne voient dans les fièvres rémittentes que des accès subintrants ou subcontinus se succédant sans période d'apyrexie ; Baccelli démontre par des tracés de température prise toutes les deux ou trois heures que la continuité des fièvres palustres n'est en rien comparable à celle des fièvres continues d'origine différente, telles que la fièvre typhoïde et que dans l'apparente continuité de la courbe, il est facile de retrouver l'existence d'accès typiques encore périodiques et subintrants. »

Il faut donc s'attacher à mettre en évidence toutes les irrégularités de la courbe thermique et, dans ce but, prendre au moins toutes les deux heures la température des malades. Il sera possible de cette façon de saisir des rémissions plus ou moins accusées allant parfois jusqu'à l'apyrexie complète, mais bien souvent d'une fugacité extrême. L'intermittence fait-elle défaut, ce sont alors les paroxysmes qu'il faudra considérer ; on les verra se reproduire tous les jours, tous les deux jours, bref, ils seront quotidiens, tierces, etc.

Si l'on se contente du relevé bi-quotidien de la température prise toutes les douze heures, 6 heures du matin et 6 heures du soir par exemple, on s'expose à laisser passer inaperçue une rémission, voire même une intermittence qui eût été la signature clinique de l'affection palustre.

C'est un point sur lequel M. Billet insiste tout particulièrement en 1902 dans son travail sur le paludisme à forme typhoïde.

Symptômes généraux. — Quant aux symptômes généraux qui accompagnent la fièvre, nous voyons qu'ils se trouvent souvent associés pour donner le tableau de la fièvre typhoïde la mieux établie. Les plus caractéristiques et les plus fréquents sont : la céphalalgie, la diarrhée, la mélanémie, la stupeur, l'anorexie, les vomissements, la splénomégalie, l'état saburral des voies digestives et les épistaxis.

Les autres symptômes observés ont été :

La courbature 6 fois : V, VIII, IX, XV, XVIII, XXIII.

Le délire 6 fois : II, X, XI, XII, XIV, XV.

Le ballonnement du ventre 6 fois : III, X, XIX, XXIII, XXIV, XXVII.

L'adynamie 5 fois : III, XIII, XIV, XV, XXIII.

L'agitation 4 fois : II, X, XII, XIX.

Langue fuligineuse 4 fois : XI, XIV, XX, XXVIII.

Bronchite 4 fois : VII, XXIV, XXVI, XXVIII.

Le gargouillement 4 fois ; X, XII, XIX, XXI.

Troubles de la parole 3 fois : III, XX, XXI, dont une fois, XX, de l'aphasie complète, mais transitoire.

Ventre douloureux 2 fois : III, XXIV.

La rachialgie 2 fois : IV, XXIV.

La constipation 1 fois : XXVII.

Enfin, une fois une éruption d'herpès labial, XII, et
1 fois une éruption de sudamina, XXIX.

C. Diagnostic. — Nous voyons par cette symptomatologie que le paludisme à masque typhoïde se prête
merveilleusement à la confusion avec une dothiénentérie. Nous nous attacherons donc à rechercher les
caractères différentiels de ces deux affections, de façon
à pouvoir établir un diagnostic « dont les difficultés
sont d'autant plus grandes que les continues palustres
sont en général des fièvres de première invasion et
qu'on n'est pas guidé par les antécédents morbides. »
(Laveran). On se rendra compte d'ailleurs de l'embarras dans lequel le praticien peut se trouver plongé à
chaque instant, si l'on considère que sur les 29 malades
dont les observations sont rapportées ici, nous relevons
comme diagnostic d'entrée à l'hôpital :

5 fois l'embarras gastrique fébrile : IV, VI, VIV,
XVII, VXVIII.

2 fois la fièvre continue : XI, XII.

1 fois la courbature fébrile : XX.

1 fois la dyspepsie : XXIX.

L'erreur est donc commise dans un peu plus de
25 pour 100 des cas.

Cliniquement, on a voulu établir un critérium en
faveur de la fièvre thyphoïde dans la localisation spéciale du gargouillement et de la sensibilité abdominale
dans la fosse iliaque droite, alors que chez le paludéen
on ne trouverait que le point splénique. Ceci est loin
d'être absolu, car on rencontre aussi bien des fièvres

typhoïdes où ces symptômes n'affectent aucune localisation, que des rémittentes typhoïdes où ils sont alors
nettement localisés.

A propos de la splénomégalie, on a dit aussi que la
rate était beaucoup plus grosse dans le paludisme que
dans la fièvre typhoïde. La valeur de ce signe est très
contestable. Il est à retenir seulement que l'hypertrophie de la rate acquise d'emblée se concilierait plutôt
avec du paludisme qu'avec une dothiénenterie au début
de son évolution. (Labougle.)

Les taches rosées pourraient être un bon signe de
différenciation, si on les rencontrait constamment dans
le cours d'une fièvre typhoïde. Malheureusement, outre
qu'elles n'apparaissent que du cinquième au huitième
jour, elles manquent souvent dans la symptomatologie
typhique. Ceci se rencontre surtout dans les fièvres
typhoïdes d'Algérie et de Tunisie, et voici ce que dit, à
ce propos, M. le Dr Lagouble : « Les taches rosées font
assez souvent défaut dans la fièvre typhoïde en Tunisie.
Sur un ensemble de 75 cas traités à l'hôpital du Belvé-
dère, de juillet 1903 à novembre 1903, elles ont été
relevées dans les deux tiers des observations ; les séro-
diagnostics avaient été pratiqués dans la majorité des
cas et l'avaient été pour tous les éberthismes douteux.
Sur 115 cas de typhoïde observés au camp de Fondouk-
Djedid pendant l'été de 1902, j'ai vu manquer ces taches dans plus de la moitié des cas. »

De tous les symptômes, il en est trois qui doivent
particulièrement retenir note attention : la brusquerie
du début, la marche de la température et la mélanémie.

La fièvre survenant brusquement chez un individu en pleine santé, sans avoir été précédée de céphalalgie, d'épistaxis, de sensation de fatigue, est évidemment d'une grande valeur pour le diagnostic.

Quant à la courbe thermique, nous avons vu, dans la symptomatologie, tout le parti que l'on en peut tirer. Les températures doivent être prises soigneusement au moins toutes les deux heures, ce qui, à vrai dire, peut présenter des difficultés en dehors des milieux hospitaliers.

Enfin, la mélanémie est un symptôme absolument caractéristique du paludisme. Décrite par Meckel et Wirchow, elle fut étudiée ensuite par Frerichs, Arnstein ; mais c'est Kelsch, le premier, qui établit, en 1875, que l'apparition de la pigmentation noire est intermittente, liée aux accès paludéens, disparaissant après quelques jours d'apyrexie. On peut la voir apparaître pendant l'accès, principalement au niveau des ongles, et ce signe. auquel M. Boisson a donné son nom, permit à cet auteur de reconnaître la nature paludéenne d'une fièvre considérée comme urinaire.

Nous venons de passer en revue tous les signes différentiels que peut nous fournir la clinique. Les renseignements que nous donne le laboratoire sont d'une précision incomparable. Ils sont contenus dans le séro-diagnostic, la recherche du bacille d'Eberth dans le sang et les fèces, enfin dans la présence dans le sang de l'hématozoaire de Lavereau,

Le séro-diagnostic permet, sans aucun doute, de pouvoir affirmer une fièvre typhoïde. On peut, cependant, reprocher à ce procédé de ne pouvoir fournir de résultats positifs qu'au bout de cinq à six jours en moyenne, souvent même plus tardivement.

Il en est de même pour la recherche du bacille d'Eberth dans le sang ou les fèces. On le trouve depuis les premiers jours de la maladie jusque vers la fin du troisième septénaire.

Le seul procédé qui permette un diagnostic instantané est la recherche dans le sang du parasite du paludisme. Nous verrons, dans le chapitre suivant, tout le parti que l'on en peut tirer.

Le diagnostic différentiel de la rémittente palustre à masque typhoïde avec la dothiénentérie est le même qu'avec l'affection mixte constituée par les deux éléments palustre et typhoïde, et que l'on désigne sous le nom de *typho-malaria*. Nous faisons remarquer que le terme d'affection mixte est impropre en ce qui concerne la typho-palustre. On peut en juger d'après les cinq observations que nous rapportons, où les hématozoaires se sont toujours montrés absents du sang périphérique pendant toute la durée réelle de la fièvre typhoïde. On ne les retrouve qu'à la convalescence, au moment où réapparaissent les accès palustres francs. (Obs. XXX à XXXIV.)

CHAPITRE IV

CONSIDÉRATIONS HÉMATOLOGIQUES

Le seul signe qui permette, en raison de sa constance, de mettre l'étiquette paludisme sur ces pseudofièvres typhoïdes est la constatation, dans le sang, de l'hématozoaire de Laveran. Tous les auteurs qui ont recherché, avec une méthode appropriée, ce parasite dans le sang des paludéens l'ont toujours trouvé et ne l'ont trouvé que chez eux. M. Billet, à l'hôpital de Constantine, l'a trouvé 600 fois sur 600 cas traités dans son service durant quatre années. Nous insistons donc sur la nécessité qu'il y a, pour tout médecin exerçant en pays palustre, d'être à même de rechercher le parasite chez ses malades, dans les cas douteux où, comme le dit M. Laveran, « le diagnostic est inscrit dans les préparations histologiques ». Le manuel opératoire que comporte cette recherche n'est d'ailleurs pas plus compliqué que la recherche du bacille de Lœffler ou du bacille de Koch. A ce sujet, nous renvoyons le lecteur aux différents travaux de M. le Dr Billet et à la thèse qu'il inspira récemment à notre camarade, M. le Dr Carpanetti.

L'examen du sang, au point de vue diagnostic, comprend deux parties :

1º La recherche du parasite ;

2º L'établissement de la formule hémoleucocytaire

1º **Parasite**. — Dans la grande majorité des cas, soit 24 fois sur 29, nous avons rencontré le parasite du paludisme primaire ou de première invasion ; cinq fois seulement nous avons rencontré le parasite le plus fréquent du paludisme secondaire, celui de la tierce confirmée. Le parasite du paludisme primaire se retrouve, non seulement dans les premiers accès, mais encore dans toutes les rechutes de la saison œstivo-automnale. C'est un parasite petit, endoglobulaire. Son diamètre varie de 1 à 3 μ. Il est arrondi, ovalaire et comprend une zone annulaire extérieure de cytoplasma, très mince, le plus souvent sans grains de pigment, ne possédant que rarement quelques petits grains isolés. Cet anneau entoure un noyau vacuolaire volumineux, qui présente un nucléole excentrique ou karyosome. Le protoplasma est animé de mouvements rapides. Les corps se développent en vingt-quatre ou quarante-huit heures. Ils correspondent à la forme que M. Laveran a décrite sous le nom de *Hæmamœba malariæ* var. *parva* (v. fig. 1)

Cette forme ne tarde pas à se transformer en une autre forme dite « en croissants », notamment au moment des rechutes de septembre et octobre. Ce sont des éléments semilunaires, effilés ou arrondis à leurs extrémités et incurvés, présentant de 8 à 9 μ de longueur sur 2 de largeur, possédant, vers la partie moyenne, un amas de grains de pigment (v. fig. 2). Ils représentent un des stades de reproduction sexuée du parasite, dont

l'évolution ultérieure et complète (sporogonie) s'achève
dans le corps de certains diptères suceurs de la famille

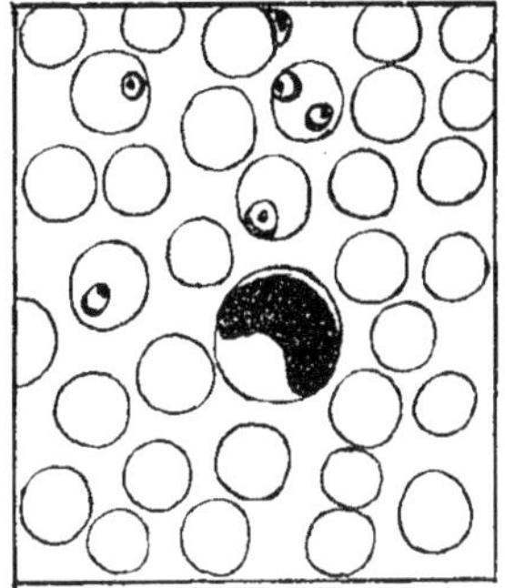

Fig. 1.

Observation XXIII. — Parasites annulaires petits, 5 globules parasités,
1 grand mononucléaire.

des culicidés ». Les croissants n'apparaissent que
quelque temps après le début de l'infection palus-

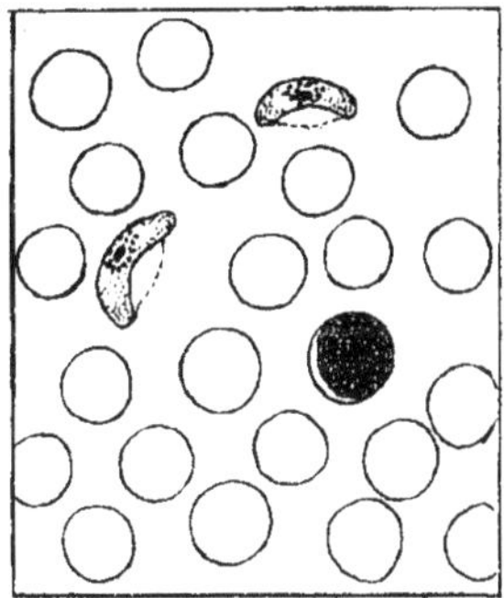

Fig. 2.

Observation XXIII. — 2 corps en croissant, 1 petit leucocyte
mononucléaire (lymphocyte).

tre et en dehors des accès fébriles. Ils sont surtout
nombreux aux mois de septembre et octobre ; leur nom-

bre décroît ensuite, enfin, ils disparaissent complètement vers les mois de décembre et de janvier pour ne
plus reparaître chez le même individu, quel que soit le
nombre des rechutes. « S'il arrive que, chez un malade,
antérieurement impaludé, l'on retrouve les petits corps
amiboïdes et les croissants, c'est qu'on se trouve en
présence d'une réinfection palustre, autrement dit d'une
récidive (Dr Billet). »

Cette forme en croissant est excessivement résistante,
les sels de quinine sont presque sans action sur elle.

Nous venons de voir deux formes de parasite que l'on

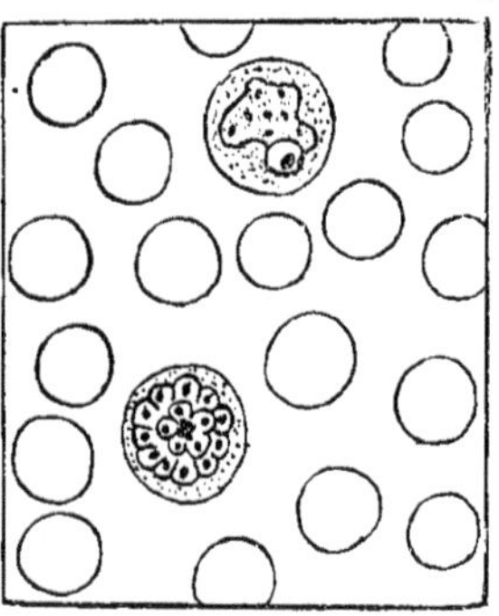

Fig. 3.

Observation XXV. — Gros parasites pigmentés de la tierce confirmée.
Les globules parasités sont hypertrophies déformés et renferment de
nombreuses granulations de Schüffner, 1 corps en rosace.

ne rencontre exclusivement que dans le paludisme
primaire. Nous avons relaté, dans nos observations, une
troisième forme appartenant au paludisme ancien,
c'est le parasite caractéristique de la tierce (*Hæmamœba
malariæ* var. *tertianæ* de M. Laveran) (v. fig. 3).

Ce sont de grands corps amiboïdes, endoglobulaires,
riches en pigment mélanique, qui remplissent tout l'in-

térieur des globules. Les globules parasités sont souvent hypertrophiés, leur hémoglobine s'altère et forme des amas granuleux auxquels on donne le nom de grains de Schüffner. Le développement complet de cette forme est atteint en quarante-huit heures.

Le parasite se multiplie par segmentation, sous forme de corps en « rosaces », comprenant généralement seize segments ou mérozoïtes. Ceux-ci, mis·bientôt en liberté dans le sang, envahissent de nouveau les globules et le cycle recommence. Les rosaces sont donc un mode de reproduction asexuée du parasite (schizogonie).

2° **Leucocytose**. — La malaria produit une réaction lencocytaire que l'on doit considérer comme caractéristique, étant donné qu'elle se retrouve constamment. Il peut être parfois intéressant de la rechercher au point de vue diagnostic, notamment lorsqu'on se trouve en présence de complications éloignées du paludisme.

L'augmentation du nombre des leucocytes porte sur les mononucléaires et plus particulièrement sur les grands mononucléaires. L'augmentation du nombre total des mononucléaires, quelquefois intense, peut atteindre 55 à 85 pour 100. En ce qui concerne les grands mononucléaires, leur nombre qui est normalement de 1 à 3 pour 100 leucocytes, s'élève généralement dans le paludisme à 10 ou 15 pour 100. Il peut même atteindre assez souvent 20 à 25 pour 100 (Vincent, Billet).

Enfin, nous ne pouvons terminer ces considérations

sur la formule hémoleucocytaire sans reproduire les conclusions auxquelles est arrivé M. le professeur Rogers :

« Un accroissement du chiffre des lymphocytes (petits mononucléaires) au-dessus de 40 pour 100, sans augmentation du nombre des grands mononucléaires indique une fièvre typhoïde plutôt qu'une fièvre paludéenne.

« Une augmentation du nombre des grands mononucléaires au-dessus de 12 pour 100, principalement au moment des apyrexies, indique certainement une fièvre paludéenne. »

CHAPITRE V

CONSIDÉRATIONS THÉRAPEUTIQUES

Nous ne saurions partager l'opinion de quelques auteurs qui ne veulent ranger dans le paludisme que « la fièvre intermittente dite parfaite, c'est-à-dire à type nettement intermittent (quotidien, tierce ou quarte), maladie presque toujours bénigne et qui se jugulerait sans traitement spécifique après quelques accès ».

Avec la majorité des praticiens, nous considérons que le paludisme, sous toutes ses manifestations, est justiciable de la thérapeutique si sûre que nous possédons contre lui, et qu'il est des formes, en particulier celle à masque typhoïde, qui réclament une intervention énergique, immédiate. C'est pour elle que l'on pourrait répéter la phrase de Maillot : « Attendre un autre accès pour asseoir son diagnostic est une conduite dangereuse et contre laquelle on ne saurait trop s'élever. C'est bien ici que l'on peut dire que l'expectation est une méditation sur la mort. »

De tous les médicaments dont la thérapeutique dispose contre la malaria, celui qui doit avoir la préférence, à cause de la spécificité de son action sur le parasite lui-même, est sans contredit la quinine.

Sydenham et Morton sont les premiers auteurs qui

ont attiré l'attention sur l'usage que l'on pouvait tirer du quinquina, mais c'est Torti qui précisa les indications de cette substance. Après lui, l'emploi du quinquina se vulgarise ; Broussais et Bretonneau reconnaissent l'heureuse influence de cette médication. Bientôt la découverte des alcaloïdes contenus dans l'écorce du Pérou, notamment le sulfate de quinine par Pelletier et Caventou viennent donner plus de précision et plus de rapidité à la thérapeutique des pyrexies paludéennes. Maillot, reconnaissant l'inefficacité des émissions sanguines dans le traitement des fièvres palustres, leur substitue le sulfate de quinine, donnant 3 grammes d'emblée, allant jusqu'à 8 et même 9 grammes dans un cas qui fut suivi de guérison. Le lendemain de cette administration, il donnait encore 2 ou 3 grammes par dose de 1 gramme. Le malade ne prenait rien le troisième jour ; le quatrième, il prenait la même dose que le deuxième, puis, après une interruption, le cinquième une dose quotidienne de 0 gr. 80 du sixième au dixième.

L'emploi des sels de quinine se précise encore davantage dans la suite. Binz démontre l'action nocive qu'ils exercent sur les amibes. Laveran démontre leur action spécifique sur les protozoaires, alors que les végétaux inférieurs ne sont pas influencés. Mélangeant une solution quinique faible à du sang contenant des hématozoaires, il constate que les mouvements des grains pigmentaires et des filaments mobiles s'atténuent pour disparaître rapidement.

La spécificité du traitement quinique était donc démontrée.

Les divergences ne résident plus dès lors que dans les voies d'administration du médicament. Toutes les voies ont été utilisées : voie cutanée, gastrique, rectale, hypodermique intramusculaire, pulmonaire et veineuse.

La voie cutanée (frictions dans la région axillaire), qui, chez lés enfants, a pu rendre des services, d'après Sémanas, de Lyon, est en somme peu employée. Les injections pulmonaire et veineuse n'ont également leur indication que dans des cas pernicieux d'une haute gravité. La voie gastrique est la plus utilisée mais comme elle n'est pas toujours praticable (surtout dans les cas d'intolérance stomacale : vomissements, dyspepsie, et dans le coma) on lui substitua dans ces cas la voie rectale. Celle-ci offrant à son tour des inconvénients, à cause de l'incertitude d'absorption de la muqueuse rectale et de l'action irritante des sels de quinine produisant l'intolérance, on préconisa de bonne heure les injections hypodermiques (Prieur, Chomel, Arnould). Malheureusement ces premières injections ayant été suivies d'accidents locaux (escharres, abcès) la méthode fut délaissée et l'on revint à l'absorption stomacale.

En 1872, après la découverte des sels solubles de quinine, en particulier du chlorhydrate par Vitali, les injections sous-cutanées reviennent en honneur. Pirogoff, de Beurmann et Villejean (1888) publient les bons résultats qu'ils en ont retiré. Laveran et Kelsch la préconisent hautement. La formule la plus usitée est la suivante :

Chlorhydrate neutre de quinine . .   5 gr.
Eau distillée q. s. pour . . . . . .   10 cc.

1 cc. renfermait donc 0 gr. 50 de chlorhydrate de quinine. « Injectée sous la peau, cette solution cause à peine de la douleur et ne serait jamais suivie d'accidents locaux ou généraux. » (Kelsch).

Les accidents locaux consécutifs qui auraient été observés, sont attribuables à l'insuffisance des précautions antiseptiques ou à l'état cachectique du malade.

D'autres sels furent encore employés, le bromhydrate, le chlorhydrate basique associé à l'analgésine (Kelsch, Blum), le sulfovinate, etc. Mais celui auquel de nos jours on accorde la préférence est certainement le chlorhydrate neutre.

Dans un travail publié en 1900, M. le Dr Lemanski conseille une formule identique à celle de Kelsch :

<blockquote>
Bichlorhydrate de quinine . . . . . 3 gr.
Eau stérilisée . . . . 6 gr.
</blockquote>

« Cette solution, dit-il, est limpide et se conserve bien. Les injections ne sont presque pas douloureuses et sont bien supportées par les malades. Nous n'avons jamais eu, à l'hôpital, d'accidents consécutifs : abcès, erysipèle, phlegmons, etc. Généralement une ou deux injections suffisent pour faire cesser les accès de fièvre les plus violents : rarement nous avons dû dépasser trois ou quatre injections. De plus, mieux qu'avec toute autre médication, nous avons pu guérir des malades qui présentaient depuis longtemps des symptômes de paludisme aigu, et chez lesquels les accès se renouvelaient avec une désespérante persistance. »

Ce traitement par le chlorhydrate neutre en injections sous-cutanées est également celui auquel M. le D^r

Billet donne la préférence et qui fut appliqué aux malades dont les observations sont rapportées dans ce travail.

« On se trouvera bien, dit M. Billet, des injections hypodermiques de chlorhydrate neutre de quinine. 1 gramme, 2 grammes et quelquefois 3 grammes d'emblée, à raison de 1 gramme à 1 gr. 50 par jour, sont souvent nécessaires pour amener l'apyrexie et la cessation des accidents pernicieux qui forment le fond de toute variété anormale de paludisme. »

Chez nos malades, le chlorhydrate neutre a été administré en injections vingt-sept fois, le sulfate administré par la voie gastrique s'étant montré insuffisant. Dans deux cas seulement ce dernier sel a été efficace, encore dans l'un (obs. XVII) a-t-il fallu en administrer 5 grammes.

Dans quatre cas il a été nécessaire d'injecter 3 grammes de chlorhydrate neutre (obs. V, XI, XX, XXII).

Deux fois il a fallu 2 gr. 50 (VII, XXIII).

Cinq fois, 2 gr. (XV, XVI, XVIII, XXI, XXIV).

Huit fois 1 gr. 50 (I, II, III, IV, VI, VIII, XII. XIV).

Huit fois 1 gr. (IX, X, XIII, XIX, XXVI, XXVII, XXVIII, XXIX).

Si le sulfate de quinine est insuffisant pour amener l'apyrexie dans le paludisme primaire à masque typhoïde, il doit être considéré comme efficace, lorsqu'on l'emploie comme traitement préventif des rechutes à la dose de 1 gramme tous les quatre jours. Cependant il est bon de lui associer un traitement répara-

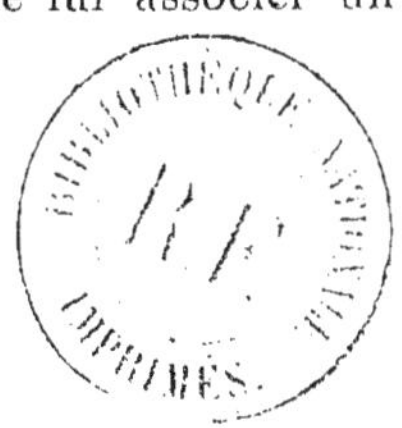

teur. C'est ici que les toniques, le quinquina, la noix vomique, etc., trouvent leur indication. Mais la médication de choix est certainement l'arsenic.

Avant la découverte du quinquina, Friccius, Fowler (1786) et Boudin (1842) l'avaient employé dans le traitement des accès paludéens Plus tard, Colin (1870), Kelsch et Kiener (1889), Laveran (1898) contestent son action fébrifuge et le recommandent surtout dans le traitement de l'anémie palustre.

En 1898, M. le professeur Armand Gautier appelle l'attention sur les effets thérapeutiques des cacodylates, qui lui donnent deux succès, chez des paludéens très anémiés. Plus tard, en 1902, il s'adresse à une autre préparation arsenicale, le méthylarsinate de soude ou arrhénal. « Sous l'influence de la médication arrhénique, dit-il, la déglobulisation du sang, consécutive aux accès paludéens, est remplacée par une reproduction rapide des hématies ; les globules mononucléaires et particulièrement les grands mononucléaires, phagocytes spéciaux des hématozoaires du paludisme augmentent rapidement dans le sang. Ils peuvent dépasser 68 pour 100 avec 28 pour 100 et plus, de grands mononucléaires. »

L'arrhénal peut s'administrer, soit par la bouche, soit en injections sous-cutanées. L'administration par la bouche est certainement inférieure à l'injection car elle peut donner lieu à des troubles gastro-intestinaux quelquefois très marqués consistant surtout en diarrhée et crises gastriques.

Il faut donc préférer les injections sous-cutanées, c'est ce procédé que préconise M. Billet, qui administre l'arrhénal pendant quatre jours, à la dose de o gr. 10 tous les deux jours et 0,05 les jours alternes.

Dans la plupart de nos observations on a vu l'emploi judicieux qui a été fait de ces deux préparations arsenicales : les cacodylates et l'arrhénal.

CONCLUSIONS

I. On observe fréquemment, en Algérie, une forme particulière de paludisme primaire qui emprunte sa symptomatologie au groupe des maladies typhoïdes : c'est le paludisme « à masque typhoïde ». Cette affection est nettement distincte de la typho-malaria.

II. Cliniquement, il n'existe qu'un moyen de différencier cette forme anormale de paludisme d'une fièvre typhoïde, c'est l'étude de la courbe thermique qui permettra de saisir les rémissions et les paroxysmes caractéristiques.

III. L'examen du sang permet immédiatement et sûrement de reconnaître le paludisme, par la constatation de l'hématozoaire de Laveran qui *ne fait jamais défaut*, et par la mononucléose pathognomonique du paludisme.

IV. Le traitement de choix réside dans l'administration des sels de quinine, particulièrement du chlorhydrate neutre en injections sous-cutanées. Le sulfate de quinine suffit en général dans le traitement préventif des rechutes ; il est utile toutefois de lui associer un traitement réparateur et dans ce but, les préparations arsenicales devront avoir la préférence.

INDEX BIBLIOGRAPHIQUE

Antoni, Considérations sur quelques accidents pernicieux d'origine palustre *(th. Lyon, 1902)*.

Baccelli, Sulla continua tifoidea *(Il Policlinico, 2 aprile 1904)*.

Bard, Des accidents pernicieux d'origine palustre *(th. d'agrégation, 1883)*.

Beurmann (De) et Villejean, *Bulletin général de thérap.*, (1888), 10-11, p. 293, et 261.

Billet, Sur quelques formes anormales de paludisme *(Presse médicale, 6 avril 1901, p. 161)*.

— De la formule hémoleucocytaire dans le paludisme *(Bulletin médical de l'Algérie, mai 1901)*.

— Contribution à l'étude du paludisme et de son hématozoaire en Algérie (Constantine) *(Ann. Inst. Pasteur, mars 1902)*,

— De la recherche de l'hématozoaire dans le sang et de sa coloration *(Caducée, 19 juillet 1902, p. 182)*.

— Du Paludisme o forme typhoïde *(Revue de Médecine, 1902, p. 1019.*

— De l'incubation dans le paludisme *(Bull. méd. de l'Algérie, 15 juin 1904)*.

Blum, Note sur les injections hypodermiques de quinine.

Boisson, Diagnostic de l'impaludisme *(Gazette hebdomadaire de médecine et de chirurgie, 1896)*.

Calmette, Du paludisme et de son hématozoaire (*Caducée*, 1902).

Carpanetti, Le paludisme et son étiologie *(th. Lyon, 1904)*.

Colin, Traité des fièvres intermittentes, 1870.

Courmont et Lesieur, Le bacille d'Eberth dans le sang des typhiques. Application au diagnostic de la fièvre typhoïde. *Congrès du Caire, 1902 ; (Journal de physiologie et de pathologie générale, 1903, p. 331-340).*

Drouillard, Les injections de quinine et en particulier les injections intra-musculaire de chlorhydrate neutre dans le traitement du paludisme *(th. Bordeaux, 1903).*

Gautier (Armand), Sur un traitement spécifique puissant des fièvres paludéennes *(Bulletin de l'Académie de médecine, 1902, t. I, p. 98).*

Griesinger, Traité des maladies infectieuses, 1877.

Jacquet, *Mémoire de médecine, de chirurgie et de pharmacie militaires, 1854, p 94. 97.*

— Lettre d'Italie *(Gaz. méd. de Paris, 1851, p. 654).*

Kelsch et Kiener, Traité des maladies des pays chauds 1888,

Labougle, Au sujet du paludisme aigu à forme typhoïde. 1904.

Laveran, Traité des fièvres palustres, 1884.

— Traité du paludisme, 1898.

Lemanski et Drouillard, Du traitement du paludisme aigu et chronique par les injections hypodermiques de bichlorhydrate de quinine *(Bull. génér. de thérap., Paris, 1900, CXXXIX, p. 289-301).*

Maillot, Traité des fièvres ou irritations cérébro-spinales, 1836.

— Recherches sur les fièvres intermittentes du nord de l'Afrique, 1837.

Neveu Lemaire, Les hématozoaires du paludisme *(th. Paris, 1901).*

Pinat, Le bacille d'Eberth dans le sang *(th. Lyon, 1903).*

Rogers, The diagnostic value of the variations in the leucocytes and other blood changes, in typhoid and malarial remittent fevers respectively *(The Britisch med. Journal, 5 avril 1902).*

Romme, Le bichlorhydrate de quinine dans le paludisme *(Presse médicale, 1900).*

Roux, Injections hypodermiques de quinine (*th. pharmacie Montpellier*, 1895.

Sacquépée, Perquis, Recherche de l'Eberth dans le sang *(Soc. méd. hôp.*, Paris, 1903).

Torti, Les fièvres pernicieuses, 1712.

Vincent (H.), Contribution à l'étude des processus leucocytaires dans la malaria *(Ann. inst. Pasteur*, XI, 1897, p. 890.

— Etude clinique et bactériologique sur les fièvres typhopalustres *(Arch. de méd. et pharm. militaires*, 1899, t. XXXI).

TABLE DES MATIÈRES

Lyon. — Imp· A. REY 4, rue Gentil. — 37754